河南科技大学动物科技学院"十三五"科技成果系列专著

脂肪细胞因子与脂肪代谢

Adipocytokines
and Lipid Metabolism

文凤云 著

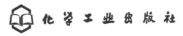

·北京·

内容简介

本书以动物脂肪细胞因子为研究对象，主要探讨了动物脂肪的积累与降解机理，常见动物脂肪细胞因子的基本结构、基因表达调控及其生物学功能，以期为脂肪细胞因子引起的糖脂代谢相关疾病的预防和治疗提供一定的理论参考。本书内容充实、资料全面，对阐明脂肪细胞因子与脂肪组织糖脂代谢之间的"对话"关系有一定参考意义，对优良肉质畜种的遗传改良和品系培育具有重要的理论意义，同时对人类肥胖引起的相关疾病的预防和治疗也具有积极的价值。

图书在版编目（CIP）数据

脂肪细胞因子与脂肪代谢/文凤云著. —北京：化学工业出版社，2023.1
ISBN 978-7-122-42514-0

Ⅰ.①脂… Ⅱ.①文… Ⅲ.①脂肪组织-细胞因子-研究 ②脂肪组织-代谢-研究 Ⅳ.①R329.4

中国版本图书馆 CIP 数据核字（2022）第 208154 号

责任编辑：邵桂林
责任校对：王鹏飞
装帧设计：史利平

出版发行：化学工业出版社
（北京市东城区青年湖南街 13 号　邮政编码 100011）
印　　装：涿州市般润文化传播有限公司
850mm×1168mm　1/32　印张 7½　字数 188 千字
2023 年 3 月北京第 1 版第 1 次印刷

购书咨询：010-64518888
售后服务：010-64518899
网　　址：http://www.cip.com.cn

凡购买本书，如有缺损质量问题，本社销售中心负责调换。

定　　价：75.00 元　　　　　　　　　　　版权所有　违者必究

前 言

动物体内储存了大量的脂肪,这些脂肪是维持细胞正常代谢所必需的,但是中性脂肪的异常积累可能会引起一些人类疾病,例如脂肪肝、Ⅱ型糖尿病和动脉粥样硬化等,同时,在畜牧业中也会影响肉类的品质。近几十年来,人们不但着重研究蛋白质在体内合成代谢的机制,而且开始注意到脂肪代谢对畜禽胴体品质影响的重要性。畜牧工作者采用杂交育种或营养调控等技术手段,以改进胴体品质、增加瘦肉产量。大量研究证实,脂肪代谢的方向及在体内沉积和降解的速度直接影响胴体的品质。动物细胞内脂肪的积累与降解受到激素、细胞因子、转录因子、各种酶以及脂肪滴表面结合蛋白等多种因素的调控,调控机制和信号途径也各不相同。

脂肪组织在调节动物全身脂肪酸稳态中起着至关重要的作用。在机体能量充足的情况下,它通过甘油三酯的酯化作用将游离脂肪酸以甘油三酯的形式储存起来,并在能量缺乏时将其释放回循环中。脂肪组织既是动物机体沉积脂肪的主要器官之一,又是一种复杂而高度活跃的代谢器官和内分泌器官。目前的研究表明,脂肪组织能够合成和分泌 100 多种因子,统称为脂肪细胞因子。这些细胞因子通过自分泌、内分泌和旁分泌的方式产生,并通过多种信号通路调节机体的代谢,特别是在调节糖和脂质代谢、炎症、生殖或血管生成等方面。在过去的 20 年里,人们对瘦素和脂联素这两种"明星"脂肪因子进行了大量的研究,特别是因为它们参与了能量代谢。

深入探讨脂肪细胞因子对动物脂类代谢的调控机理,对调节动物产品的脂肪合成,进而改善其肉质具有重要的理论与实际意义,同时对人类肥胖相关性疾病的预防与治疗也有积极的参考价值。本书从脂肪细胞因子出发,主要探讨常见脂肪细胞因子的基本结构、表达调控及其生物学功能,以期为脂肪细胞因子引起的糖脂代谢相关疾病的预防和治疗提供一定的理论参考。

本书得到国家自然科学基金联合基金项目(U1804118)、河南省重点研发与推广项目(222102110088)、河南省高等学校青年骨干教师培养计划项目(2018GGJS052)资助。感谢华中农业大学杨在清教授对笔者的启蒙及对本书构思设计提供的指导和帮助,感谢河南科技大学动物生物技术团队所有硕士研究生及本科生在本书编撰过程中的辛苦与付出。

因水平有限,加之时间仓促,书中难免会有疏漏和不当之处,在此恳请读者给予批评指正。

文凤云
河南科技大学
2022 年 9 月

目录

第一章 脂肪积累与降解 — 001

第一节 脂肪细胞和脂肪组织的起源 // 001
一、脂肪细胞的起源 // 001
二、脂肪细胞的分化过程 // 002
三、脂肪细胞分化的标记 // 005
四、脂肪细胞的功能 // 006
五、脂肪细胞分化调控 // 007

第二节 脂肪积累与脂肪滴生成 // 022
一、脂肪滴结合蛋白在脂肪滴生成中的作用 // 022
二、脂肪滴的生成 // 023

第三节 脂肪的降解 // 024
一、脂肪降解的信号途径 // 024
二、脂肪酶的作用 // 026

第四节 脂肪细胞因子 // 029

参考文献 // 031

第二章 脂联素 — 038

第一节 脂联素简介 // 038

第二节 脂联素的研究概况 // 038
一、脂联素的发现 // 038
二、脂联素的分子结构 // 039
三、脂联素产生部位 // 041
四、脂联素及其受体表达调控 // 043

　　　　五、脂联素的生物学功能　// 049
　　　　六、脂联素多态性研究　// 054
　　参考文献　// 055

第三章　瘦素　　063

　　第一节　瘦素简介　// 063
　　第二节　瘦素研究概况　// 064
　　　　一、瘦素的发现　// 064
　　　　二、瘦素的分子结构　// 065
　　　　三、瘦素的产生部位　// 068
　　　　四、瘦素及其受体的表达调控　// 069
　　　　五、瘦素及其受体的生物学功能　// 074
　　　　六、瘦素的多态性研究　// 082
　　参考文献　// 084

第四章　抵抗素　　092

　　第一节　抵抗素简介　// 092
　　第二节　抵抗素研究概况　// 092
　　　　一、抵抗素的发现　// 092
　　　　二、抵抗素分子结构　// 093
　　　　三、抵抗素的产生部位　// 094
　　　　四、抵抗素的表达调控　// 095
　　　　五、抵抗素生物学功能　// 098
　　　　六、抵抗素多态性研究　// 118
　　参考文献　// 119

第五章　肿瘤坏死因子　　124

　　第一节　肿瘤坏死因子简介　// 124
　　第二节　肿瘤坏死因子研究概况　// 125
　　　　一、肿瘤坏死因子的发现　// 125

二、肿瘤坏死因子及其分子结构　// 126
三、肿瘤坏死因子产生部位　// 129
四、肿瘤坏死因子及其受体的表达调控　// 130
五、肿瘤坏死因子的生物学功能　// 134
六、肿瘤坏死因子多态性研究　// 141

参考文献　// 142

第六章　内脂素　　　　　　　　　　　　　　　148

第一节　内脂素简介　// 148
第二节　内脂素研究概况　// 149
一、内脂素的发现　// 149
二、内脂素的分子结构　// 149
三、内脂素的产生部位　// 151
四、内脂素的表达调控　// 152
五、内脂素的生物学功能　// 153
六、内脂素多态性研究　// 159

参考文献　// 162

第七章　网膜素　　　　　　　　　　　　　　　167

第一节　网膜素简介　// 167
第二节　网膜素研究概况　// 167
一、网膜素的发现　// 167
二、网膜素的分子结构　// 168
三、网膜素的产生部位　// 169
四、网膜素的表达调控　// 170
五、网膜素的生物学功能　// 170

参考文献　// 177

第八章　纤溶酶原激活抑制物　　　　　　　　　181

第一节　纤溶酶原激活抑制物简介　// 181

第二节　纤溶酶原激活抑制物研究概况　// 182
　　一、纤溶酶原激活抑制物的发现　// 182
　　二、纤溶酶原激活抑制物分子结构　// 182
　　三、纤溶酶原激活抑制物的产生部位　// 182
　　四、纤溶酶原激活抑制物的表达调控　// 183
　　五、纤溶酶原激活抑制物的生物学功能　// 184
　　六、纤溶酶原激活抑制物的多态性研究　// 190
参考文献　// 191

第九章　视黄醇结合蛋白　197

第一节　视黄醇结合蛋白简介　// 197
第二节　视黄醇结合蛋白研究概况　// 198
　　一、视黄醇结合蛋白的发现　// 198
　　二、视黄醇结合蛋白的分子结构　// 198
　　三、视黄醇结合蛋白的产生部位　// 199
　　四、视黄醇结合蛋白的表达调控　// 199
　　五、视黄醇结合蛋白的生物学功能　// 201
　　六、视黄醇结合蛋白的多态性研究　// 203
参考文献　// 207

第十章　丝氨酸蛋白酶抑制剂　213

第一节　丝氨酸蛋白酶抑制剂简介　// 213
第二节　丝氨酸蛋白酶抑制剂研究概况　// 214
　　一、丝氨酸蛋白酶抑制剂的发现　// 214
　　二、丝氨酸蛋白酶抑制剂的分子结构　// 214
　　三、丝氨酸蛋白酶抑制剂的产生部位　// 217
　　四、丝氨酸蛋白酶抑制剂的表达调控　// 217
　　五、Vaspin 的生物学功能　// 218
　　六、Vaspin 多态性研究　// 223
参考文献　// 224

第一章
脂肪积累与降解

动物将大量的脂肪储存在脂肪细胞中,这些脂肪主要用于提供能量和合成细胞代谢所需的脂类化合物和激素。细胞内脂肪的积累与降解受到激素、细胞因子、转录因子、各种酶以及脂肪滴表面结合蛋白等多种因素的调控,调控机制和信号途径也各不相同。

第一节 脂肪细胞和脂肪组织的起源

一、脂肪细胞的起源

脂肪细胞在体内从什么组织分化而来、从什么时间开始出现,至今的认识还很有限。1979 年 Taylor 和 Jones 等用多潜能干细胞诱导分化出了肌肉、软骨和脂肪细胞;1997 年 Dani 等将胚胎干细胞(embryonic stem cell,ES cell)诱导分化成前脂肪细胞;1999 年 Pittenger 等用骨髓衍生的基质细胞诱导生成骨骼细胞和脂肪细胞。上述结果表明胚胎干细胞或多潜能干细胞可能是脂肪细胞的直接来源。

经过多年的探索,人们对脂肪细胞和脂肪组织的起源有了一定的认识。通过研究多种多能干细胞系,人们发现脂肪细胞是由起源于中胚层的多能干细胞逐步分化、发育而成。C3H10T1/2 细胞系是中胚层多能干细胞中的一种。研究者用去甲基化试剂处理鼠源的该细胞后,发现其可分化为肌细胞、软骨细胞和脂肪细胞；并且相同的细胞相互聚集，三者分别占总量的25%、1%和7%。肌细胞的分化率明显高于脂肪细胞，暗示脂肪细胞的形成可能需要更多基因的表达。然而，这种分化上的差别也有可能是培养条件造成的。或许在某种培养条件下一种细胞就会比另一种容易分化。有证据表明骨髓间质干细胞在适合的培养条件下就能分化为脂肪细胞（Gimble等，1996）。

人、猪、小鼠和大鼠的胚胎形态学研究发现，绝大多数物种的白色脂肪组织在出生之前就已经形成。而在出生后，由于脂肪细胞数量的增加以及体积的增大，白色脂肪组织迅速地膨胀，甚至到了成年后，机体仍然具有形成新的脂肪细胞的能力。Miller等发现，用高碳水化合物或者高脂食物喂养大鼠后，它的脂肪细胞数目增加。研究者们在肥胖的人类个体中也发现了这一现象。由于从年迈的小鼠组织中也能检测到脂肪细胞早期分化标志基因，并且从各种物种的脂肪组织分离的前脂肪细胞，都能在体外分化为成熟脂肪细胞。因此现在认为在整个生命周期中，脂肪细胞的数目不是固定不变的。

二、脂肪细胞的分化过程

多能干细胞系和前脂肪细胞系是脂肪细胞不同发育阶段的两类细胞系。多能干细胞系是不定向的细胞系，能分化成稳定的脂肪细胞、肌细胞和软骨细胞；前脂肪细胞系是定向的细胞系，是目前体外研究脂肪细胞分化应用最为广泛的细胞系。3T3-L1和3T3-F442A这两株细胞的分离，为体外研究脂肪细胞的分化提供了可能。当用分化试剂，如cAMP、insulin、glucocorticoids处理后，3T3-L1和3T3-F442A就能分化为脂肪细胞。整个分化过程要经历10~15d。其他前脂肪细胞，如Ob17和TA1也要经历相似的过程。近来，Wolins分离得到了一株新的细胞OP9，它分化为脂肪细胞只需两天时间，大大加快了分化速度，提高了研究效率。

人和动物的脂肪组织大约三分之一是脂肪细胞，其余 2/3 是微血管、神经组织、成纤维细胞和处于各种不同分化阶段的前脂肪细胞。目前研究脂肪细胞分化模型主要用前脂肪细胞系（preadipose cell line）和原代前脂肪细胞（primary preadipocyte）。现在已经建立起来的最有代表性的两个前脂肪细胞系是从小鼠胚胎的 Swiss3T3 细胞中诱导分化出来的，即 3T3-F442A 和 3T3-L1 小鼠前脂肪细胞系，二者都能特异性地分化成脂肪细胞（Green 等，1975）。

脂肪细胞的分化一般分为四个阶段，我们称为生长抑制、克隆扩增、早期分化和终末分化。

1. 生长抑制

不只是在脂肪细胞的分化中，事实上在绝大多数细胞系的分化中，第一阶段都是生长抑制。一般而言，在接触抑制之后就会形成生长抑制。有人将汇合后的 3T3-F442A 细胞转移到含有甲基纤维素的培养基中进行悬浮培养，结果发现该细胞仍然分化为脂肪细胞。这一结果说明，虽然汇合导致了生长抑制，然而细胞间的接触并不是脂肪细胞分化所必需的。

2. 克隆扩增

生长抑制之后，为了进入后续的分化阶段，前脂肪细胞必须要接收到调控有丝分裂和脂肪生成的正确信号。对前脂肪细胞的研究表明，生长抑制后的细胞至少还要经历一次 DNA 复制和细胞增殖，这称为细胞的克隆扩增。对于 3T3-F442A 和 Ob17 细胞的研究表明，DNA 合成的增加早于晚期分化标记基因的表达，并且 DNA 合成的抑制阻止脂肪细胞的形成。不同的是，人类的原代前脂肪细胞分化为脂肪细胞时，并不需要经过这一阶段。当这些原代细胞的有丝分裂受到抑制时，并不影响其继续分化。也有研究者认为，可能是这些细胞在体内已经经过了克隆扩增的阶段，因而能够继续其分化过程。

3. 早期分化

C/EBP 和 PPAR 这两个家族的转录因子，在脂肪细胞分化的早期都有表达（图 1-1），并且发现它们对分化的调控至关重要。PPARγ 在脂肪细胞中大量表达，而在前脂肪细胞中表达量极低。用分化培养基培养 3T3-L1 细胞，两天后可以检测到 PPARγ，分化完成时其表达量达到最大。PPARδ 广泛存在于各种组织和细胞中，如 C3H10T1/2、3T3-C2、NIH 3T3 中都有表达。研究发现 PPARδ 在脂肪细胞中的表达要早于 PPARγ。同样，C/EBPβ 和 C/EBPδ 的表达也在 PPARγ 之前，它们的表达量在经过一个短暂的增加后，随着 C/EBPα 的上升而下降。而 C/EBPα 的出现稍早于脂肪细胞特异基因的表达。除了上述两类转录因子，SREBP1/ADD1 也在脂肪细胞分化的早期产生，它主要调节胆固醇和脂肪酸的代谢，对某些脂肪细胞基因也具有调控作用。

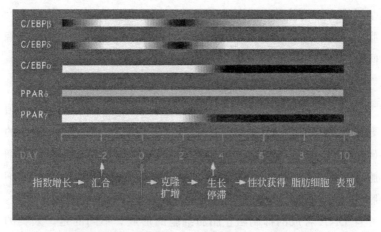

图 1-1 在脂肪细胞分化过程中，C/EBP 和 PPAR 家族基因的表达情况
（黑色代表表达，白色代表不表达）（Mandrup 等，1997）

随着脂肪细胞的分化，细胞从纤维状转变成球状，细胞形态、细胞骨架以及胞外基质都发生了巨大的变化。研究表明在早

期分化过程中，actin 和 tubulin 的水平均下降，并且它们的改变明显早于细胞形态的变化以及脂肪细胞特异基因的表达。通过这些结果，研究人员发现细胞形态的改变能够反映脂肪细胞分化的不同阶段，同时也说明细胞形态的改变并不是脂质积累的结果（Spiegelman 等，1982）。

4. 终末分化

进入脂肪细胞的终末分化阶段后，新的脂肪明显增加，并且脂肪细胞对胰岛素也趋于敏感。参与甘油三酯代谢的酶，如乙酰辅酶 A 羧化酶（acetyl-CoA carboxylase，ACC）、硬脂酰辅酶 A 去饱和酶（stearoyl-CoA desaturase，SCD）、脂肪酸合成酶（fatty acid synthase，FAS）和 3-磷酸甘油醛脱氢酶（glyceraldehyde-3-phosphate dehydrogenase，GPDH）等，它们的 mRNA 水平、蛋白水平或者活性上升 10~100 倍（Paulauskis 等，1988）。葡萄糖转运蛋白、胰岛素受体数目以及胰岛素敏感性都随之增加。随着分化的进一步深入，脂肪细胞不再表达 β_1 型肾上腺素受体，而 β_2 和 β_3 型肾上腺素受体的水平却增加了，从而在总体上增加了肾上腺素受体的数量。除了那些与脂代谢直接相关的基因表达量增加以外，脂肪细胞还生成一些脂肪细胞特异产物，例如脂肪组织脂肪酸结合蛋白、脂肪酸转运蛋白、脂滴相关蛋白等。

三、脂肪细胞分化的标记

过氧化物酶体增殖物激活受体（peroxisome proliferators activated receptors，PPARs）和 CCTTA 增强子结合蛋白（CCTTA enhancer binding protein，C/EBP）是脂肪细胞分化的早期标记。二者中的主要异构体是脂肪细胞和脂肪组织所特有的，它们在前脂肪细胞中就能检测到，在加入诱导分化的激素或介质之后表达迅速增加，在成熟的脂肪细胞中达到最高水平

(Wu 等，1996)。在脂肪细胞分化晚期，甘油三酯积累的速度显著加快。这时，与甘油三酯代谢密切相关的酶活性显著增加，主要有 ATP 柠檬酸裂解酶（ATP citrate lyase）、ACC、FAS、GPDH 等。此外，葡萄糖转运蛋白和胰岛素受体数目增加，瘦素（leptin）开始合成，某些脂肪组织特有的蛋白开始合成，主要有脂肪酸结合蛋白（aP2）、脂肪酸运转蛋白（FAT/CD36）、脂被蛋白（perilipin）、monobutyrin（一种血管生成介质），以及几种血管紧张素肽原等。

Ailhaud 等认为脂蛋白脂酶（LPL）的表达是脂肪细胞分化的早期标记。LPL 的表达预示着脂肪积累的开始（Ailhaud 等，1996）。但是，LPL 的表达不是脂肪细胞所特有的，其他类型的间质细胞如心肌细胞和巨噬细胞也能合成和分泌 LPL。LPL 只能作为脂肪细胞分化的一个早期参考性标记，而不能作为特异性标记。

四、脂肪细胞的功能

多年来，人们对脂肪细胞进行了大量研究，从而对脂肪细胞的功能有了深刻认识。如图 1-2，脂肪细胞的功能总体上可以分为 3 大类，即糖代谢、脂代谢及内分泌功能。与脂代谢相关的重要生理活动如心肌收缩，例证了脂肪酸的存储和释放对生命活动的重要性。同时，脂肪细胞分泌的甘油和脂肪酸，也在肝脏和周边组织的葡萄糖代谢中扮演重要角色。另外，脂肪组织能够表达 Glut4，一种受到胰岛素调控的葡萄糖转运蛋白，它有助于运输葡萄糖进入细胞，在整个机体中，也只有脂肪、心脏和骨骼肌中表达这种转运蛋白。新的实验数据表明脂肪细胞可能通过其分泌因子和内分泌功能调节大量的生理活动，它所有的功能都与这些分泌产物紧密联系。脂肪细胞在脂代谢中以三酰甘油的形式存储脂肪酸；在糖代谢中，脂肪细胞表达受胰岛素诱导的 Glut4；内分泌功能主要是通过分泌一些细胞因子来完成，如血管紧张素原、纤维酶原激活物抑制剂 1、肿瘤坏死因子 α 和白细胞介素-6 等（Morrison 等，2000）。

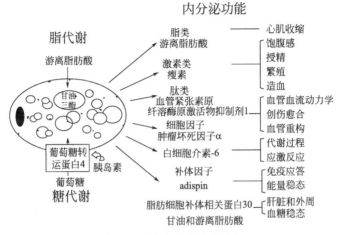

图 1-2　脂肪细胞的多种功能

脂肪细胞不但在调节能量平衡中作用巨大，同时也与肥胖相关的疾病以及代谢紊乱联系密切（图 1-2）。众所周知，敲除 leptin 基因，或者抑制 leptin 与其下丘脑中的受体相结合，都会导致小鼠肥胖。脂肪组织分泌的细胞因子和脂质都可能降低骨骼肌中的葡萄糖利用，而增强肝脏中的葡萄糖产量，毫无疑问，这将会引起血糖升高，这也是非胰岛素依赖型糖尿病的特征。另外，脂肪细胞分泌因子也被认为参与了多种炎症反应，其中在心血管疾病中作用明显。而且研究表明，动脉粥样硬化对机体造成的损伤与高血脂相关，而高血脂则是脂肪组织大量分泌脂肪酸的结果。

五、脂肪细胞分化调控

细胞分化的本质是基因表达模式的转变。细胞在分化中特定基因的诱导表达导致细胞脂肪积累和形态学改变。目前发现对脂肪生成和脂肪细胞分化有直接影响的转录因子主要有三种，即 PPARγ、C/EBPs 和 ADD1/SREBP1。

1. PPAR 家族

过氧化物酶体增殖物活化受体家族（PPARs）属于核激素受体，在调节脂肪形成中起重要作用。PPARs 分为 α、β、γ 和 δ 等几种亚型，其中 PPARγ 主要存在于脂肪细胞与脾细胞，参与脂肪细胞分化和成脂作用。而 PPARα 和 PPARβ 则分别与机体的脂质代谢和细胞的基础脂质代谢相关。与这个家族的许多成员一样，PPARγ 必须与视黄酸 X 受体（RXR）等核激素受体结合形成异源二聚体，才能绑定 DNA 从而发挥转录活性。编码 PPARγ 的基因通过利用不同的启动子，可产生两种不同的产物，即 PPARγ1 和 PPARγ2。PPARγ2 在 N 端比 PPARγ1 多 30 个氨基酸，并且二者的分布不同。PPARγ2 主要局限于脂肪组织中，在调控大多数脂肪细胞特异基因的功能上发挥重要作用。而 PPARγ1 在多种细胞和组织中都有表达，如巨噬细胞、Ⅱ型肺炎细胞、结肠上皮细胞，以及膀胱、乳腺和前列腺组织等，但是表达量较低。

脂肪细胞分化的不同时段有不同的特异基因表达。脂肪细胞的一些标志基因上都有 PPARγ 的调控位点，在体内和体外的研究都证实 PPARγ 能够激活脂肪酸结合蛋白（ap2）、磷酸烯醇式丙酮酸羧激酶（PEPCK）等的转录。通过对转基因小鼠的研究，人们发现虽然在其他组织中 PEPCK 的表达不依赖于 PPARγ，但是在脂肪细胞中 PPARγ 对其表达有决定作用。

核激素受体超家族的成员都是由配体激活的转录因子，PPARγ 也不例外。研究者发现，一种抗糖尿病药物 TZDs 能够刺激 PPARγ 表达，虽然其具体机制还不是十分明确，但 TZDs 已经作为一种有效的药物在临床上用于治疗高血脂和胰岛素抵抗。人们发现利用 TZDs 处理前脂肪细胞后，由于它刺激了 PPARγ 的表达，脂肪生成的速率加快，同时程度也加深。

PPARγ是否是启动脂肪细胞分化的充要条件，一直是研究者们关心的热点问题。在体外，*PPARγ*基因缺失的ES细胞能分化为多种细胞，但唯独不能分化成脂肪细胞。利用基因敲除技术敲除小鼠的*PPARγ*基因后，这种小鼠在胚胎期10d左右就会死亡。研究发现这是由于胎盘发育障碍造成的。重要的是该小鼠胚胎还没有形成可检测到的脂肪；而正常的小鼠10d以内的胚胎已经可以检测到脂肪的存在。其他人运用嵌合鼠技术也对这一问题进行了研究。采用这种方法是为了防止小鼠在胚胎期死亡，使得其能够存活。Dosen等用正常ES细胞和缺失PPARγ的细胞培育嵌合鼠，利用这种小鼠，研究者可以检测缺失PPARγ的细胞在组织中的分布。结果显示在脂肪组织中没有检测到缺失PPARγ的细胞，证明PPARγ对于体内的脂肪生成是必需的。Barak等利用野生型的四倍体细胞和缺失PPARγ的细胞培育了嵌合鼠。虽然这种小鼠不再发生胎盘发育障碍，但在出生后不久也会死亡。通过解剖发现，这种小鼠棕色脂肪组织中的脂肪沉积明显下降，而对于白色脂肪组织并没有得到有意义的结论。利用一些PPARγ抑制剂进行的研究对上述研究结果给予了补充。PPARγ的拮抗剂能够降低激素诱导的脂肪生成。另外，Gurnell等构建了一个PPARγ的显性失活等位基因，该基因能够正常结合DNA和配体，却不具有PPARγ的功能。他们将其在人前脂肪细胞中表达，结果终止了TZDs诱导的脂肪细胞分化。

近年来，在患有严重胰岛素抵抗疾病的病人体内，人们检测到PPARγ的基因突变。对这种突变体进行体外研究发现，该基因失去了正常的功能。然而奇怪的是，这些病人的体脂含量正常，脂肪组织并没有明显改变，这表明人体维持脂肪生成和胰岛素敏感性所需要的PPARγ量可能是不同的。

2. C/EBP家族

CAAT/增强子结合蛋白家族（C/EBPs）隶属于一个具有碱性亮氨酸拉链的转录因子家族。该家族目前已经确定了6个成员，所有成员间都能以 b-ZIP 结构域形成同源或异源二聚体。有证据表明，C/EBP 不仅在脂肪细胞的分化中发挥作用，其在粒细胞和肝细胞的终末分化中也具有重要作用。C/EBP 作用广泛，除了能激活大量基因的转录以外，在抗感染以及机体对伤害的回应中也具有关键作用。

C/EBPs 具有激活基因 DNA 特定增强子——CAAT 重复序列的功能。它的 C/EBPα、C/EBPβ、C/EBPδ 三成员长期以来被认为在脂肪细胞分化中具有重要作用。体外培养的前脂肪细胞系中，C/EBPβ 和 C/EBPδ 在分化的早期瞬时表达，而 C/EBPα 是在分化的较晚阶段才表达的；C/EBPα 一旦表达，随即就有大量脂肪细胞分化的特异基因开始出现。

最初发现 C/EBPβ 和 C/EBPδ 的成脂作用，是由于观察到胰岛素、cAMP 和地塞米松在诱导脂肪细胞分化过程中促使了它们的表达。C/EBPβ 的异位表达在不添加激素诱导剂的情况下也能启动 3T3-L1 细胞的分化。C/EBPβ 还能促使其它细胞向脂肪细胞转化，并启动它们的分化。例如，在 NIH-3T3 中表达 C/EBPβ，当加入激素诱导剂后，NIH-3T3 就能分化为脂肪细胞；C/EBPδ 的异位表达虽然在添加激素诱导剂的情况下才能启动 3T3-L1 细胞的分化，但是它的表达加速了脂肪生成的速度。另外，缺失 C/EBPβ 或者 C/EBPδ 的胚胎成纤维细胞，其分化为脂肪细胞的能力有所下降，而当细胞同时缺失 C/EBPβ 和 C/EBPδ 后，就失去了分化为脂肪细胞的能力。虽然体内的实验在总体上也支持上述结论，但是结果却并不明确。敲除 C/EBPβ 或 C/EBPδ 的小鼠虽然棕色脂肪组织中的脂质积累有所下降，但其白色脂肪组织却无明显变化。当 C/EBPβ 和 C/EBPδ 同时被敲除后，情况似乎明确了一些，85％的这种小鼠在围产期就会死亡，剩下的表现出白色脂肪组织减少、棕色脂肪组织显著减少。进一步研究发现，脂质积累的下降是导致棕色脂肪组织减少的原因；而白色脂肪组织减少是由于细胞发育障碍导致了细胞数量的减少，但是其中的成熟细胞有着正常的大小、形态以及基因表达模式（Tanaka 等，1997）。另外，人们发现 C/EBPβ 和 C/EBPδ 还能活化 C/EBPα 和 PPARγ 这两个脂肪形成的关键转录因子。

与以上两个因子不同，体内和体外的证据都表明 C/EBPα 与脂肪生成密切相关。C/EBPα 有两种亚型，一个有 42kD（p42），另一个有 30kD（p30）。p42 的转录活性强于 p30。研究发现在脂肪生成的过程中，p42/p30 的值不断升高。另外，体外研究表明，在 3T3-L1 前脂肪细胞中过量表达 C/EBPα 能够促使其分化；而换用其反义 RNA 后，细胞的分化就被抑制了。Wang 通过研究缺失 C/EBPα 的小鼠发现，白色脂肪组织和棕色脂肪组织中的脂肪积累都显著降低了，然而，由于肝脏无法合成葡萄糖，致使这些小鼠在出生后的一个星期内都死于低血糖。因此，这些小鼠脂肪量的减少也可能是代谢紊乱的结果。考虑到这些小鼠的脂肪组织中仍然可以检测到脂肪细胞分化的标志基因，笔者认为脂肪的减少更有可能是脂肪生成受到抑制的结果。

3. ADD1/SREBP1

脂肪细胞定向分化因子 1（ADD1）属于一个具有碱性螺旋环螺旋结构域的转录因子家族，该因子首先是从大鼠的脂肪细胞 cDNA 文库中被发现的。后来，Yokoyama 等发现了一个能结合固醇调节元件的新蛋白，随即将其命名为固醇调节元件结合蛋白-1（SREBP1）。经过序列分析发现，两者是同一基因。此转录因子家族调节特异组织中的基因表达，特别是起源于中胚层的脂肪组织和肌肉组织。

最初，人们观察到在脂肪细胞分化过程中 ADD1/SREBP1 的表达量显著提高，从而推测 ADD1/SREBP1 在脂肪生成中发挥作用。事实上，它的表达模式与 PPARγ 较为相似。在激素诱导剂存在的情况下，将 ADD1/SREBP1 在 3T3-L1 细胞中超量表达，结果增加了脂肪细胞标志基因的表达量，同时也加剧了脂肪沉积。在终末分化的成纤维细胞中异位表达 ADD1/SREBP1，导致成纤维细胞有向脂肪细胞分化的趋势。值得注意的是，ADD1/SREBP1显性失活突变体的表达，能够完全抑制前脂肪细胞向脂肪细胞的分化。这些结果显示ADD1/SREBP1至少在体外的脂肪生成中是必需的。

ADD1/SREBP1在脂肪生成中发挥作用的具体机制，目前了解得还不全面。然而一些研究结果表明，它与PPARγ之间存在着诸多联系。将PPARγ与ADD1/SREBP1共表达于具有PPARγ启动子的一个报告系统中，结果引起报告基因的活性显著增加；而ADD1/SREBP1单独表达时作用并不明显。另一项研究表明，TZDs的加入，能够使由于ADD1/SREBP1c的显性失活而不能分化的细胞继续分化（Kim等，1998）。种种迹象说明，ADD1/SREBP1可能参与了PPARγ的表达调控。奇怪的是，虽然ADD1/SREBP1似乎对PPARγ的表达有正调控作用，但Yoshikawa等却发现PPARs能够通过抑制LXR信号从而削弱ADD1/SREBP1的转录活性。总体说来，这些结果都暗示ADD1/SREBP1对PPARγ内源性配体的产生具有正调控作用。

ADD1/SREBP1能够促进许多脂生成相关酶的表达，如脂蛋白脂酶、脂肪酸合成酶、甘油磷酸酰基转移酶等。当动物进食后，ADD1/SREBP1在脂肪组织中的表达量迅速提高，脂肪生成也随之启动；而当ADD1/SREBP1c被敲除后，小鼠进食后的脂肪生成明显减缓。进食的影响可能受到胰岛素的调控，特别是在脂肪和肝脏中ADD1/SREBP1的表达量受到胰岛素的紧密控制。近来的研究发现，ADD1/SREBP1也能抑制IRS-2的转录，暗示它可能对胰岛素信号具有负调控作用。

4. KLF家族

（1）KLF家族因子概述　Kruppel样转录因子（Kruppel-like factors，KLFs）是真核生物体内广泛存在的一类基础转录因子，因其DNA结合结构域与果蝇的Kruppel因子高度同源而得名。KLF因子的DNA结合结构域又和20世纪80年代早期发现的Sp1（Specific protein 1）家族因子高度相似，其羧基端均具有三个串连的Cys2His2类型的锌指结构，因此两者可并归于Sp1/KLFs家族。

根据序列和结构的相似性，Sp1/KLFs家族分为三个亚家族，与Sp1高度相关的Sp蛋白形成亚家族Ⅰ，以及KLF蛋白组成的另外两个亚家族Ⅱ和Ⅲ。KLF家族因子存在于从线虫属到人类的种属中，到目前为止，在人、小鼠和大鼠中均发现了17个KLF基因（表1-1）。和发育调控因子HOX（Homeobox）家族、KRAB（Kruppel associated box）家族的染色体上成簇分布不同，KLF家族因子随机散布于整个基因组。目前尚无文献对KLF家族成员的基因结构进行过详细报道。

表1-1 KLF家族因子功能等特征总结（Kaczynski等，2003）

蛋白质名称[①]	KLF	染色体定位[②]	转录功能及功能域	表达特征	辅因子	细胞功能
EKLF	KLF1	19p13	激活子（酸性结构域）	红细胞和肥大细胞	p300/CBP, PCAF, SWI/SNF, mSin3A	红细胞生成
LKLF	KLF2	19p13	激活子（酸性结构域）	肺,血管,淋巴细胞	未知	血管和发育, T细胞存活
BKLF	KLF3	4p14	激活/抑制（PVDLS/T域）	红细胞,脑组织	CtBP2	未知
GKLF	KLF4	9q31	激活/抑制（酸性结构域）	小肠组织	p300/CBP	增殖,存活
IKLF	KLF5	13q21	激活子	小肠,上皮组织	未知	细胞生长
CPBP	KLF6	10p15	激活子	广谱表达	未知	肿瘤抑制子
UKLF	KLF7	2q32	激活子（酸性结构域）	广谱表达	未知	细胞周期抑制子

续表

蛋白质名称[①]	KLF	染色体定位[②]	转录功能及功能域	表达特征	辅因子	细胞功能
BKLF3	KLF8	Xp11	抑制子(PVDLS/T域)	广谱表达	CtBP2	未知
BTEB1	KLF9	9q13	激活/抑制(SID)	广谱表达	mSin3A	神经生长,癌症发生
TIEG1	KLF10	8q22	抑制子(SID,R2,R3)	广谱表达	mSin3A	细胞程序死亡,抗增殖
TIEG2/FKLF	KLF11	2p25	激活/抑制(SID,R2,R3)	广谱表达	mSin3A	抗增殖
AP-2rep	KLF12	13q21	抑制子(PVDLS/T域)	脑,肾,肝,肺	CtBP1	未知
BTEB3/RFLAT-1/FKLF-2	KLF13	15q12	激活/抑制(SID,R2,R3)	广谱表达	p300/CBP, PCAF, mSin3A	抗增殖,癌症发生
BTEB5	KLF14	7q32	未知	未知	未知	未知
KKLF	KLF15	3q13	抑制子	广谱表达	未知	未知
BTEB4/DRRF	KLF16	19q13	抑制子(SID)	广谱表达	mSin3A	癌症发生
Zfp393/ZNF393	KLF17	1p34	激活子	生殖细胞	未知	生殖细胞发育

① 最初发现时使用的名字。
② 来源于 NCBI 的人基因组的染色体定位信息。

(2) KLF家族因子的结构特征 作为序列特异转录调控因子必须具备以下三个结构域：一个DNA结合结构域，一段负责核定位的信号肽和一个转录调控结构域。KLF家族因子的主要特征是羧基端含有高度保守的DNA结合结构域（同源性超过65%）。它是由3个连续的Cys2His2锌指模体组成，每个锌指均含有Cys2His2的共同序列 C-X_{2-5}-C-X_3-(F/Y)-X_5-Φ-X_2-H-$X_{3\sim5}$-H(X代表任何氨基酸，Φ是疏水残基)。在前两个锌指中各包含23个氨基酸,而第3个锌指则含有21个氨基酸。锌指之间由7个氨基酸组成的肽链连接,其序列也高度保守,一般为TGE(R/K)(P/K/R)(F/Y)X的序列结构。

KLF家族因子的氨基端差异较大,通常含有转录激活和/或转录抑制结构域。尽管KLF家族成员均具有高度相似的DNA结合活性,但功能各异,如KLF1、KLF2、KLF5等是有效的转录激活因子,KLF3、KLF8、KLF12等则是转录抑制因子。该家族成员是激活因子还是抑制因子,主要依赖于与它们相互作用的共调节因子的功能。它通过氨基端的特异激活区或抑制区与共激活或共抑制因子作用来发挥调节转录的功能。例如KLF3、KLF8和KLF12氨基端的PVAL(S/T)基序与属于C末端结合蛋白(CtBP)家族的抑制因子结合而抑制转录。KLF9、KLF10、KLF11、KLF13和KLF16氨基端的SID结构域与组蛋白脱乙酰酶共抑制子复合物mSIN3a结合而介导转录抑制。此外,部分KLF因子还同时具有转录激活和转录抑制活性。如KLF4氨基端的转录活性区与共激活子EP300和CREBBP结合时表现转录激活活性,而与共抑制子HDAC3结合时就表现为转录抑制活性(Evans等,2007)。此外,KLF因子在其锌指内或与其相邻区域还存在核定位序列。

(3) KLF家族因子与脂肪细胞分化调控 既然KLF家族成员作为基础转录调节因子参与细胞的生长、增殖、分化和凋亡,那么部分KLF因子参与脂肪细胞的增殖分化调控和脂肪组织形成也就成为必然。近年越来越多的研究结果表明,KLF转录因子家族的多个成员也在脂肪细胞分化中发挥了重要作用。参与脂肪细胞分化过程调控的KLF因子,既有促进脂肪细胞分化的因子,也有抑制脂肪细胞分化的因子。其中KLF4、KLF5、KLF6和KLF15是脂肪细胞分化的正调控转录因子,而KLF2、KLF3和KLF7为脂肪细胞分化的负调控转录因子(图1-3)。

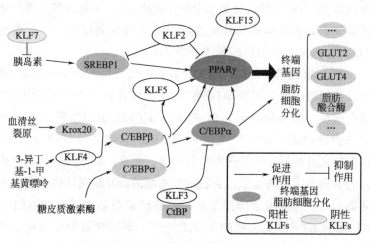

图 1-3 KLF 因子级联调控脂肪细胞分化示意图（张志威等，2009）

（4）正调控脂肪细胞分化的 KLF 因子

① KLF4。KLF4 又称肠 Kruppel 样锌指转录因子（Gut-enriched Kruppel-like factor，GKLF）或上皮锌指蛋白（Epithelial zinc-finger protein，EZF）。最初从肠道和皮肤上皮细胞克隆鉴定，对上皮细胞的分化起重要的调控作用。随后的研究表明 KLF4 在多种组织和细胞生理途径中，如单核细胞分化、巨噬细胞激活、肿瘤发生和胚胎发育中发挥调控作用。

KLF4 因子也是脂肪细胞早期分化所必需的转录调节因子之一，小鼠 3T3-L1 前脂肪细胞用诱导分化剂处理 30min，*KLF4* 基因就开始表达，处理 2h 左右表达量达到最高值。研究表明 KLF4 可以直接结合于脂肪细胞早期分化关键性转录因子 *C/EBPβ* 基因的启动子上，激活 C/EBPβ 的表达。其具体的调控机制为分化诱导剂中的 3-异丁基-1-甲基黄嘌呤（isobutyl methyl xanthine，IBMX）通过环腺苷酸（cAMP）信号通路诱导细胞 *KLF4* 基因表达，表达产生的 KLF4 与另一转录因子 Krox20 协同作用，激活 *C/EBPβ* 基因的表达，进而激活下游的脂肪细胞分化的级联反应，促进脂肪细胞分化。用 RNA 干扰试验敲除 *KLF4* 基因表达会抑制 C/EBPβ 的表达量，显著抑制脂肪细胞分化。此外，*KLF4* 基因还受到 C/EBPβ 的严格反馈调节，当 C/EBPβ 表达量增高时，*KLF4* 的表达量反而下降。

② KLF5。KLF5 也称小肠富集 Kruppel 样锌指转录因子（Intestinal-enriched kruppel-like factor，IKLF）或基础转录元件结合蛋白 2（Basic transcription element-binding protein 2，BTEB2）。

KLF5 除了在血管生成和血管损伤修复过程中发挥作用外，同时也对白色脂肪组织的分化具有关键性调控作用。*KLF5* 基因纯合子敲除（KLF5$^{-/-}$）的小鼠在胚胎期 E8.5 之前死亡，而 *KLF5* 基因杂合子敲除（KLF5$^{+/-}$）的小鼠可以正常存活。三日龄的 KLF5$^{+/-}$ 小鼠比较同期的野生型小鼠表现出明显的白色脂肪组织减少，组织学观察结果显示，其脂肪细胞的数目并没有减少，只是脂肪细胞体积相对变小，然而 4 周龄的 KLF5$^{+/-}$ 小鼠的白色脂肪组织与野生型小鼠就没有明显差别。这一结果暗示，降低 *KLF5* 基因的表达可延缓白色脂肪组织细胞的分化和形成。此外，体外实验中，来源于 KLF5$^{+/-}$ 小鼠的胚胎干细胞向脂肪细胞分化的能力也存在明显缺陷。在小鼠 3T3-L1 前脂肪细胞分化过程中实时测量 *KLF5* 基因的时间性表达，发现 *KLF5* 基因表达发生在脂肪细胞分化早期，其表达稍晚于 *C/EBPβ* 和 *C/EBPδ* 基因表达，而先于 *PPARγ2* 和 *C/EBPα* 基因表达。在前脂肪细胞中表达 *KLF5* 基因的负显性突变体可以显著抑制脂肪细胞的分化，而过表达 *KLF5* 基因在无分化诱导剂诱导的情况下就可以引发脂肪细胞的分化。详细的研究表明 KLF5 在脂肪细胞分化中的作用机制为：在脂肪细胞分化早期，*C/EBPβ* 基因和 *C/EBPδ* 基因首先表达，二者的表达产物都可以结合 *KLF5* 基因的启动子，激活 *KLF5* 基因表达，表达产生的 KLF5 再结合 *PPARγ2* 基因的启动子，激活 *PPARγ2* 基因表达，从而促进脂肪细胞分化。KLF5 与 C/EBPβ 及 C/EBPδ 可以发生蛋白互作，对 *PPARγ2* 的表达具有协同作用，共同激活 *PPARγ2* 基因的转录。

此外，KLF5 还可与 SREBP1c 发生蛋白互作，提高 SREBP1c 介导的脂肪酸合酶（fatty acid synthase，FASN）基因表达，促进脂肪细胞分化。

③ KLF6。KLF6 又叫核心元件结合蛋白（Core promoter element binding protein，CPBP），是最初克隆于大鼠和人的肝脏和胎盘组织，并在哺乳动物细胞中广泛表达的一个锌指转录因子。

KLF6 基因敲除（KLF6$^{-/-}$）的小鼠在胚胎期 E12.5 致死。*KLF6* 在多种组织中表达，它在脂肪细胞的分化过程中也发挥一定的调控功能。虽然超表达 *KLF6* 基因不能有效促进脂肪细胞分化，但降低其表达量则抑制脂肪细胞分化。*KLF6* 通过抑制前脂肪细胞因子（pre-adipocyte factor 1，PREF1）基因表达，参与脂肪细胞分化的调控。PREF1 也叫 DLK1（delta-like 1 homolog），是一种脂肪细胞分化的抑制剂，它通过 Notch 信号通路抑制前脂肪细胞向脂肪细胞分化。脂肪分化过程中，KLF6 抑制 *DLK1* 基因的表达依赖于组蛋白脱乙酰酶 3（HDAC3）作用于 *KLF6* 的激活结构域。*KLF6* 表达沉默可以显著激活 *PREF1* 的表达。在 3T3-L1 细胞中过表达 *PREF1* 基因会抑制脂肪细胞的分化，而敲除 *PREF1* 的小鼠表现为生长延迟，骨骼异常和肥胖等（Moon 等，2002）。

④ KLF15。KLF15 又名肾脏富集 Kruppel 样锌指转录因子（Kidney-enriched Kruppel-like factor，KKLF），最早是利用酵母单杂交技术分离和克隆于人肾 cDNA 文库。近年来的研究表明 KLF15 不仅参与调控心肌肥大通路、糖异生途径，而且对脂肪细胞分化也具有重要的调控作用。基因差异表达芯片分析结果显示，在 3T3-L1 前脂肪细胞分化过程前后，*KLF15* 基因的

表达量呈显著上调。不管是利用显性负相缺失还是 RNA 干扰抑制 KLF15 的功能，都将引起 PPARγ 表达量的下降，最终表现出脂肪细胞分化的抑制作用。KLF15 异位表达于 NIH-3T3 成纤维细胞，在地塞米松、IBMX、胰岛素和 PPARγ 配体如环格列酮刺激下可以表现脂肪细胞特性如脂肪滴积累，脂肪分化标记基因 PPARγ、aP2 表达，但检测不到 C/EBPα 的表达。这不仅说明 KLF15 不能诱导 C/EBPα 表达，还证实了 KLF15 参与脂肪细胞分化主要依赖 PPARγ 发挥作用。而 KLF6 或 KLF9 的异位表达并不能诱导 NIH-3T3 细胞分化成脂肪细胞。KLF15 的异位表达同样也可以使 C2C12 成肌细胞表现具备分化为脂肪细胞的能力。研究发现在 NIH-3T3 或者 C2C12 细胞中异位表达 KLF15 都可以诱导 PPARγ 基因的表达，进而引起脂滴沉积。抑制 KLF15 基因表达并不会影响 C/EBPβ 和 C/EBPδ 基因表达，这说明 KLF15 作用于 PPARγ 前，而不是其上游的 C/EBPβ 和 C/EBPδ。另外，在 NIH-3T3 细胞中的实验表明，C/EBPβ 和 C/EBPδ 都可单独作用促进 KLF15 基因的表达。C/EBPβ 和 C/EBPδ 在分化前期作用于 PPARγ 基因，引发脂肪细胞的分化，而 KLF15 的主要作用是在 C/EBPβ 和 C/EBPδ 的表达量下降后继续维持 PPARγ 的表达，进而维持脂肪细胞的末期分化状态。

PPARγ 异位表达于 NIH-3T3 细胞并不引起 KLF15 的表达，C/EBPα、C/EBPβ 或 C/EBPδ 的异位表达却可以引起 KLF15 的表达，这也说明了 KLF15 在诱导脂肪细胞分化中的作用时间介于 C/EBPs 与 PPARγ 之间。KLF15 也可以与 C/EBPα 协同激活 PPARγ 的表达，但研究发现 KLF15 并不作用于 PPARγ 启动子序列中的 CACCC 这一识别元件。有关 KLF15 是否直接作用于 PPARγ 启动子，若直接作用其具体的结合位点是什么目前暂无报道。

此外，超表达 KLF15 基因的 3T3-L1 前脂肪细胞显著诱导

$GLUT4$ 的表达，引起胰岛素缺乏和胰岛素刺激下的葡萄糖吸收作用的增强。该作用具备一定的特异性，$KLF2$ 和 $KLF4$ 的超表达反而抑制 $GLUT4$ 的表达。超表达 $KLF15$ 基因的 C2C12 成肌细胞也可以诱导 $GLUT4$ 的表达。近来的研究表明胰岛素抵抗主要由葡萄糖转运子的缺乏引起，而 $GLUT4$ 恰好是胰岛素刺激的主要合成于脂肪细胞和肌细胞的葡萄糖转运子，由此可以推测 $KLF15$ 也很有可能在治疗 2 型糖尿病中发挥重要作用。

目前的研究对 $KLF15$ 诱导 $GLUT4$ 表达的机理已比较清楚，通过电泳迁移率分析证实 $KLF15$ 特异性结合于 $GLUT4$ 基因启动子序列中的 CACCC 元件，该元件是 KLF 的保守识别位点之一。另外，$GLUT4$ 基因启动子序列的 CACCC 元件的邻域还存在有肌细胞增强因子 MEF2A 的作用位点，$KLF15$ 和 MEF2A 发生蛋白互作，协同激活 $GLUT4$ 基因的表达。

（5）负调控脂肪细胞分化的 KLF 因子

① KLF2。KLF2 因子在肺组织中高表达，又被称为肺组织 KLF（lung Kruppel-like factor，LKLF）。KLF2 可调节许多细胞功能，如细胞生长、分化、凋亡等。缺失 $KLF2$ 基因表达的小鼠在胚胎发育期 E12.5 到 E14.5 死亡，表现出生长发育迟缓、颅脑畸形、腹部出血和贫血现象，显示 KLF2 在细胞生长发育中起重要调控作用。

研究发现，$KLF2$ 基因也在脂肪组织中表达，它在小鼠白色脂肪组织和棕色脂肪组织中均呈高表达。在前脂肪细胞系和原代培养的前脂肪细胞的研究结果都表明，$KLF2$ 仅在前脂肪细胞中表达，而在成熟脂肪细胞中不表达，随脂肪细胞分化的进行，$KLF2$ 的表达量下降。$KLF2$ 不影响前脂肪细胞的定型，它的主要作用是维持前脂肪细胞状态。在前脂肪细胞中，$KLF2$ 直接结合于靶基因 $PPAR\gamma$ 的启动子，抑制 $PPAR\gamma$ 启动子活性，降低 $PPAR\gamma$ 基因表达，从而抑制脂肪细胞的分化。KLF2 对 $C/EBP\alpha$ 和 $SREBP1c/ADD1$ 基因也具有抑制作用，但 $KLF2$ 对 $PPAR\gamma$

上游的 $C/EBP\beta$ 和 $C/EBP\delta$ 基因的表达没有影响。此外，$KLF2$ 还可以通过促进 $PREF1$ 基因的表达来维持前脂肪细胞状态，从而抑制脂肪细胞分化（Wu 等，2005）。

② KLF3。KLF3 又叫碱性 KLF 因子（basic Kruppel-like factor，BKLF）。$KLF3$ 基因主要在造血细胞和胚胎细胞中高表达，$KLF3$ 基因缺失的小鼠表现出骨髓增殖性紊乱和造血功能异常。

最近的研究发现，$KLF3$ 也在脂肪细胞分化中发挥调控作用。$KLF3$ 基因敲除小鼠（$KLF3^{-/-}$）比正常小鼠生成较少的白色脂肪组织，其脂肪细胞无论是数量还是细胞大小都低于正常小鼠。体外研究实验表明，$KLF3$ 基因的表达量随着 3T3-L1 脂肪细胞的分化而下降，过表达 $KLF3$ 基因可以抑制 3T3-L1 脂肪细胞分化。进一步研究发现，KLF3 是通过募集辅助抑制因子 C 末端结合蛋白（C-terminal binding protein，CtBP）形成 KLF3-CtBP 抑制复合体，并结合于 $C/EBP\alpha$ 启动子上的 KLF 结合位点，抑制 $C/EBP\alpha$ 基因表达，从而抑制脂肪细胞的分化。不能结合 CtBP 的 $KLF3$ 突变体则不能抑制脂肪细胞的分化。

体外研究表明，KLF3 具有抑制脂肪细胞分化的功能。但是 $KLF3$ 敲除小鼠的白色脂肪组织却在减少，产生这种现象的原因推测有两个：其一，$C/EBP\alpha$ 具有抑制细胞有丝分裂的功能，在体外细胞培养过程中，过表达 $KLF3$ 基因导致 $C/EBP\alpha$ 基因表达抑制，从而抑制脂肪细胞分化；而在敲除 $KLF3$ 基因小鼠体内由于 $C/EBP\alpha$ 这种有丝分裂抑制基因的过早表达，影响了前脂肪细胞的数量扩增，因此导致小鼠白色脂肪组织细胞的减少。其二，可能是其它间接因素导致了白色脂肪组织的减少。$KLF3$ 基因在众多组织中广泛表达，$KLF3$ 的敲除可能引发某些组织及其功能的变化，这些变化又进一步影响了小鼠的生理或行为，导致 $KLF3^{-/-}$ 小鼠的进食量较正常小鼠减少，从而使得其积累的能量减少，最直接的表现就是白色脂肪组织的减少。

③ KLF7。KLF7 是一个在多种组织广谱表达的因子，所以又叫 UKLF（ubiquitous Kruppel-like factor）。RT-PCR 表达分析结果显示，*KLF7* 基因在人前脂肪细胞和成熟脂肪细胞中均有表达。诱导小鼠 3T3-L1 前脂肪细胞分化 6h，检测 KLF7 表达显著下降，随分化进行表达又明显升高。地塞米松、IBMX 和儿茶酚处理可以显著抑制 KLF7 表达，而胰岛素、匹格列酮对其表达无影响。在人前脂肪细胞中过表达 *KLF7* 基因会显著抑制脂肪细胞的分化。其脂肪滴积累仅为正常分化细胞的 0.5%，脂肪细胞分化的标记因子 C/EBPα、PPARγ、aP2、adipsin 表达量也明显下降，而 *C/EBPβ* 和 *δ* 表达无明显差异。*KLF7* 过表达的成熟脂肪细胞中，IL-6 表达上升，adiponectin、leptin 表达下降，而 resistin、PAI-1 表达无明显差异。在胰岛素分泌的 HIT-T15 细胞系中，*KLF7* 的过表达可以引起葡萄糖刺激下的胰岛素表达的显著下降，同时伴随有 glucose transporter 2、sulfonylurea receptor 1、Kir6、pancreatic-duodenal homeobox factor 1 表达的下降。此外，平滑肌细胞 L6 中 hexokinase 2、肝细胞 HepG2 中 glucose transporter 2 受 *KLF7* 过表达影响其表达量也明显下降。从上述研究结果可以发现 *KLF7* 可以减弱胰腺 β 细胞的胰岛素合成和分泌以及降低周缘组织的胰岛素敏感性，从激素水平抑制脂肪细胞的分化。

第二节　脂肪积累与脂肪滴生成

一、脂肪滴结合蛋白在脂肪滴生成中的作用

脂肪滴结合蛋白在甘油三酯的外层形成一个包被，直接控制着脂肪滴的生成和激素敏感脂酶与甘油三酯的接触，因此，脂肪滴结合蛋白在脂肪积累和水解过程中具有十分重要的作用。目前已经发现的动物脂肪滴结合蛋白主要有 perilipin、ADRP、

TIP47、S3-12、CGI-58、p200、caveolin 和 vimentin 等，其中，perilipin、ADRP 和 TIP47 的 N 端有一个高度同源结构域 PAT-1，它们构成 PAT（Perilipin、ADRP、TIP47）蛋白家族，S3-12 蛋白的部分序列与 ADRP 相似。PAT 家族的蛋白包被在脂肪滴表面，控制其它蛋白质或酶与脂肪滴的接触。

二、脂肪滴的生成

脂肪细胞是动物长期储存能量的主要细胞，白色脂肪组织的脂肪细胞中含有一个或少数几个脂肪滴，直径 $10\sim100\mu m$，占据了大部分的胞内空间。褐色脂肪组织的脂肪细胞中含有大量小的脂肪滴，直径 $2\sim10\mu m$。在白色脂肪组织的脂肪细胞和褐色脂肪组织的脂肪细胞中，脂肪滴的生成机制可能是相似的（Denis，2001）。

脂肪滴主要由甘油三酯、类固醇酯、磷脂以及多种脂肪滴结合蛋白组成，其中甘油三酯的含量占整个脂肪滴重量的 90% 以上。在脂肪滴的内部，大量的甘油三酯和少量的类固醇酯形成一个疏水核，单层磷脂膜包裹在疏水核外，磷脂的疏水酰基向内与甘油三酯相互作用，磷脂的亲水头部朝向细胞质，各种脂肪滴结合蛋白结合在单层磷脂膜上，形成一个完整的脂肪滴。

早在 1674 年，Van Leeuwenhoeck 就在牛奶里发现了乳脂滴，从那以后人们一直在探索脂滴的生成机理。1967 年，Stein 根据乳脂滴的化学组成和结构特点，推断甘油三酯在内质网膜的双层磷脂间合成并积累。1984 年，Dylewski 发现在乳腺上皮细胞中有小的脂肪滴，这可能是刚刚从内质网膜上出芽的新生小脂滴。1990 年，Zaczek 通过超微结构分析发现，在甘油三酯的积累过程中，内质网膜的双层磷脂明显膨胀。1996 年，Heid 发现脂滴结合蛋白 ADRP 可能参与脂滴的生成有关，甘油三酯在内质网的特定区域合成，与脂肪滴表面蛋白 ADRP 结合后，以出芽的方式释放新生的微脂滴（直径 $0.15\sim0.50\mu m$）到细胞质中。细胞质中的微脂滴聚集融合成大脂滴（直径1～4μm）（Londons，1999）。

脂肪滴的形成过程是细胞内脂肪不断积累的过程，在此过程中脂肪滴结合蛋白具有重要的作用。对于植物脂肪滴的形成机制，已经提出了4种假说，即出芽模型、蛋白质定位模型、囊泡转运模型和聚集模型，但是对于脂肪滴确切的形成过程以及转运机制依然不十分清楚。对动物脂肪滴的形成机制也还缺乏深入的研究。Wang等研究了3T3-L前细胞在脂肪合成过程中新生脂肪滴与脂肪滴结合蛋白（ADRP、perilipin和p200）的关系。结果表明ADRP与新生脂肪滴的结合先于perilipin，在新生脂肪滴的形成过程中，脂肪滴结合蛋白（特别是ADRP和perilipin）作为脂肪的成核中心（Wang等，2003）。进一步研究脂肪滴表面结合蛋白的功能及其在脂肪滴形成过程中的作用，无疑有助于加深对脂肪滴生成过程和水解过程的了解，揭示动物脂肪代谢途径。

第三节　脂肪的降解

一、脂肪降解的信号途径

多种激素、肽和神经递质都能调控脂肪降解，它们与膜受体结合，通过膜受体与GTP结合蛋白偶联传递脂解信号。肾上腺素、去甲肾上腺素和胰高血糖素属于快速脂解作用型激素，它们通过增加cAMP的浓度，使胞内无活性的激素敏感脂酶（HSL）活化，进而促进脂解。生长激素、糖皮质激素、甲状腺素属慢速促脂解作用型激素，甲状腺素的作用机制可能是快速促脂解作用，其效应从质膜表面的受体位点传递到质膜内表面的腺苷酸环化酶位点，同时它还能通过抑制cAMP磷酸二酯酶的活性从而抑制cAMP的水解。

抗脂解作用的激素有胰岛素、前列腺素E1及烟酸等。胰岛素的抗脂解激素效应，一方面是抑制腺苷酸环化酶，减少 cAMP 的合成；另一方面则通过激活 cAMP 磷酸二酯酶降解 cAMP。

目前对通过 Gs 蛋白激活的脂解途径——Gs/AC/PKA/HSL 途径已经有比较深入的了解。儿茶酚胺、肾上腺素和去甲肾上腺素是这类激素的代表，它们有 3 种 β 受体和 2 种 α 受体，β 受体主要在白色和褐色脂肪组织中表达（Tavernier 等，1995）。儿茶酚胺与 3 种 β 受体结合，通过 Gs/AC/PKA/HSL 途径激活脂解。这 3 种 β 受体与 Gs 蛋白偶联，激活腺苷酸环化酶（AC），产生 cAMP，cAMP 激活 PKA，最终使 HSL 和 perilipin A 磷酸化，HSL 降解脂肪细胞内存储的甘油三酯，产生甘油和脂肪酸（Sandra 等，2002）。

还有一种长效的激活脂解途径，即增加 β 受体的表达量。睾酮（testosterone）可以通过增加 β 受体表达来加速脂解。肿瘤坏死因子 α 可以通过调节 3 种 β 受体表达量，使得脂解过程持续 6h 以上。在 3T3-F442A 细胞中，TNFα 可以降低 β3 受体的表达（约为原来的 1/2），同时增加 β2 受体的表达量（约 4.5 倍），并且抑制脂肪合成途径中几个关键的激素，从而加快脂解速度（Khadija 等，1997）。

此外，Gs 蛋白表达量也是影响脂解速度的一个重要因素。多种病理状态，例如，甲状旁腺激素（PTH）抵抗、促甲状腺激素（TSH）抵抗、促性腺释放激素（gonadotropins）抵抗和胰高血糖素抵抗，都与 Gs 的表达量减少有关。在上述情况下，基础脂解速度和肾上腺素引起的脂解速度都会显著下降，表现的症状与因 Gs 缺失引起的肥胖患者的症状十分相似。在许多肥胖患者中，Gs 自身似乎也参与脂解的抑制作用（Jean 等，1999）。

β3 受体还有另外的信号途径——Gi 蛋白途径调节脂解。Gi 蛋白可以限制通过 β3 受体途径激活的腺苷酸环化酶的活性（Chaudhry，1994）。

磷酸二酯酶（PDE）途径可以降解 cAMP。在儿茶酚胺激素的刺激下，细胞内产生大量 cAMP，与此同时，为了实现激素的短期效应，磷酸二酯酶（PDE）被磷酸化后激活，开始发挥脱敏作用。PDE 的作用是水解因脂解信号刺激而产生的胞内 cAMP。PDE 有 14 个异构体，分别属于 7 个基因家族。不同的异构体与 cAMP 和 cGMP 的亲和力不同，PDE3 与 cAMP 和 cGMP 亲和力较高，而 PDE4 只能与 cAMP 结合（Eva 等，1997）。

PDE3 有 2 种异构体（PDE3A 和 PDE3B），PDE3B 在对胰岛素敏感的细胞中表达，例如脂肪细胞、肝细胞和胰腺细胞。PDE3B 在胰岛素的刺激下被磷酸化，在大鼠脂肪细胞中 PDE3B 的 Ser 302 被蛋白激酶 B（PKB）磷酸化，在这个信号途径中还有 IRS-1 和 3 磷脂酰肌醇三磷酸（PIP3）的参与（Ryan 等，2005）。

此外，还有一条不依赖 cAMP 的途径——Gαq/PLC/PKC 脂解途径。在敲除 β1、β2 和 β3 肾上腺素受体的小鼠体内，有明显的脂解活性。这些肥胖小鼠依然能够在禁食状态发生脂解。

α1 肾上腺能受体参与脂解的调节。α1 肾上腺能受体激活后，通过活化磷脂酶 C（PLC），水解磷酸肌醇，释放三磷酸肌醇（IP_3）和二酯酰甘油（DAG），引起细胞内 Ca^{2+} 和 DAG 浓度升高，进而活化蛋白激酶 C（PKC），PKC 活化胞外信号调节激酶（extracellular signal-regulated kinase，ERK 或 MAPK），ERK 最终使得 HSL 磷酸化，引发脂解。在 3T3-L1 脂肪细胞中，cAMP/PKA 途径和 PMA/PKC/MAPK 似乎都具有激活脂解的作用，尽管它们是 2 个相互独立的途径，但是当它们同时被激活时具有相同作用。HSL 可以被这种途径磷酸化，但是 perilipin 不能被 PKC 途径磷酸化（Katrin 等，2004）。

二、脂肪酶的作用

动物的甘油三酯主要储存在脂肪组织中，在饥饿状态时提供基本的能量来源。体内的能量平衡依赖于激素对脂肪储存和脂肪动员的精确调控。脂肪动员由脂肪酶调节,脂肪酶可以将脂肪细胞内的甘油三酯水解,生成游离脂肪酸并释放到循环系统。如果甘油三酯水解失调,就会引起循环系统的脂肪酸浓度波动,从而引发胰岛素抗性和 II 型糖尿病。在肌体需要增加能量够供给时,儿茶酚胺类激素刺激脂肪细胞内的甘油三酯水解。儿茶酚胺类激素与 G 蛋白耦联的受体结合后,激活腺苷酸环化酶,引起 cAMP 水平增高,cAMP 迅速激活 PKA,使得 HSL 和 perilipin 磷酸化,活化的 HSL 大量水解甘油三酯。

激素敏感脂酶是动物脂肪分解的关键酶,它能将甘油三酯水解成甘油和脂肪酸以满足动物体的需要。至今为止,HSL 被认为是哺乳动物脂肪组织中最主要的甘油三酯酶。HSL 可以水解胆固醇酯、甘油三酯、甘油二酯和甘油单酯。

HSL 有 3 种异构体,分子质量范围 84~130kDa。HSL 不仅能够水解甘油酯,还能够水解胆固醇酯、视黄醇酯、甾醇酯和对硝基苯酚酯。HSL 有 3 个结构域,它们分别是催化结构域、调节结构域和 N 端可变结构域。催化结构域和调节结构域相对保守,调节结构域上有多个磷酸化位点,N 端可变结构域参与蛋白质-蛋白质和蛋白质-脂相互作用。HSL 上 2 个丝氨酸残基(Ser-563,位点 1;Ser-565,位点 2)可以被 PKA 磷酸化。在无脂解信号时,只有 Ser-565 磷酸化,HSL 没有活性。在有脂解信号作用时,Ser-563 磷酸化,HSL 被激活(Chun 等,2004)。

除了 PKA 以外,还有其它激酶能够使 HSL 的 Ser-565 磷酸化,例如,糖原合成酶(glycogen synthase kinase,GSK),依赖 AMP 的蛋白激酶(AMPK)和依赖 Ca^{2+}/钙调蛋白的蛋白激酶 II(CaMK II)。但是这些激酶都不会激活 HSL。

然而,将 Ser-563 诱变,并不能完全抑制 HSL 的活性,这表明在 HSL 还有其它位点可以被 PKA 磷酸化。用异丙肾上腺素刺激,可以使 Ser-659 和 Ser-660 磷酸化,并激活 HSL,因此,Ser-659 和 Ser-660 可能是 HSL 的活性调节位点。

HSL 的活性受到多种激素的调节，肾上腺素、去甲肾上腺素和胰高血糖素属快速脂解作用型激素，它们通过增加 cAMP 的浓度，使胞内无活性的 HSL 磷酸化转变成活性 HSL，进而发挥促脂解作用。生长激素、糖皮质激素、甲状腺素属慢促脂解作用型激素，甲状腺素的作用机制可能是促进快速促脂解激素的效应从质膜表面的受体位点传递到质膜内表面的腺苷酸环化酶位点，同时它还能抑制 cAMP 磷酸二酯酶开环，破坏 cAMP 生成 AMP。

抗脂解作用的激素有胰岛素、前列腺素 E1 及烟酸等。胰岛素的抗脂解激素效应，一方面是抑制腺苷酸环化酶，减少 cAMP 的合成；另一方面则通过激活 cAMP 磷酸二酯酶破坏 cAMP。此外，胰岛素还可通过促进甘油三酯合成以抑制脂解。前列腺素 E1 和烟酸则通过阻断腺苷酸环化酶抑制 cAMP 的合成，发挥抗脂解作用。

甘油三酯酶（TGH）能够水解储存在中性脂肪滴中的甘油三酯，在猪、人、鼠肝脏微粒体中高效表达，在啮齿动物的心、肾、小肠和脂肪组织中高效表达。在人体内，TGH 主要在肝、小肠和脂肪组织中表达。TGH 定位于内质网和脂肪滴，水解存储的甘油三酯在肝脏中用于合成低密度脂蛋白（VLDL）。在原代肝细胞中，抑制 TGH 活性还可以抑制甘油三酯和载脂蛋白 B 的分泌。

此外，在脂肪细胞中，TGH 可以催化甘油三酯的基础脂解。TGH 的表达和活性受到分化和激素的调节（Dolinsky 等，2004）。Enhui 等发现，$C/EBP\alpha$ 直接调节 TGH 的表达。在成熟的 3T3-L1 脂肪细胞中，TGH mRNA 和蛋白质水平都显著高于 3T3-L1 前脂肪细胞。小鼠 TGH 的启动子区（-542/-371bp）可以结合 $C/EBP\alpha$。进一步分析表明，$C/EBP\alpha$ 应答元件在 -470/-459bp，同时，-404/-390bp 区对转录激活也非常重要。用 $C/EBP\alpha$ cDNA 和 TGH 启动子共转染 3T3-L1 前脂肪细胞，发现 $C/EBP\alpha$ 增强 TGH 启动子活性。在 NIH 3T3 细胞中表达 $C/EBP\alpha$，可以诱导 TGH mRNA 表达，而不必引起脂肪细胞分化（Enhui 等，2005）。

脂肪细胞甘油三酯酶（Adipose triglyceride lipase，ATGL）在脂肪细胞中含量很高，专一性水解甘油三酯。将 ATGL 在 3T3-L1 脂肪细胞超表达（反转录病毒介导），结果发现细胞中甘油和游离脂肪酸的含量显著升高。用 siRNA 将 ATGL 基因敲除后，细胞内甘油和游离脂肪酸的含量明显降低。在 3T3-L1 脂肪细胞中，胰岛素能降低 ATGL 的表达量，因此，胰岛素可以直接调节脂肪的积累。此外，在胰岛素缺陷的小鼠体内，ATGL 的表达量降低。

ATGL 促进脂肪细胞脂解（Erin 等，2006），ATGL 催化甘油三酯水解的第一步，即甘油三酯水解成甘油二酯。ATGL 有一个 patatin 结构域，这个结构域与植物的酰基水解酶相同。ATGL 在人和小鼠的脂肪组织中高效表达，与脂肪滴紧密结合，并且对甘油三酯有高特异性。ATGL 抑制剂显著降低脂肪细胞酰基水解酶活性。因此，ATGL 和 HSL 协同作用，降解哺乳动物脂肪组织中的甘油三酯（Ropert 等，2004）。脂肪组织中储脂的降解主要由 HSL 和 ATGL 催化，但是它们各自对脂解的重要性不同。HSL 是儿茶酚胺和利尿钠肽刺激的催化脂解的主要脂酶，而 ATGL 催化基础脂解过程中的甘油三酯水解（Dominique 等，2005）。

第四节　脂肪细胞因子

长时间以来，脂肪细胞一直被认为仅具有存储能量的"消极"作用。然而，近年来的大量研究表明，脂肪细胞的内分泌功能在机体的能量平衡中也发挥重要作用。研究人员发现，大量的激素、生长因子和细胞因子实际上都是由脂肪组织分泌的。其中包括一些重要的信号分子，如瘦素、肿瘤坏死因子 α、白介素 6 以及它们的可溶性受体；还有一些重要的脂蛋白代谢调控因子，如脂蛋白脂酶、载脂蛋白 E、胆固醇酯转运蛋白；以及血管紧张素原基因、纤溶酶原激活物抑制因子 1、转化生长因子 β 等（表 1-2）。瘦素（leptin）的缺失在人和鼠中都引起了严重的肥胖，它的发现确立了脂肪细胞的内分泌功能。

表 1-2　细胞因子及其功能

名称	英文/缩写	功能
瘦素	Leptin	调节食欲和能量消耗
抵抗素	Resistin	炎症、葡萄糖耐受、胰岛素抵抗
肿瘤坏死因子	TNFα	干扰胰岛素受体信号，参与了肥胖中胰岛素抵抗的形成
白介素-6	IL-6	与免疫、糖脂代谢相关
纤溶酶原抑制因子	PAI-1	动静脉血栓、出血和凝血异常、细胞迁移等
脂联素	Angiotensinogen	血管紧张素 II 的前体，调节血压
脂联素	Adipsin	与脂肪组织代谢相关
脂联素	ASP	调控脂肪组织中甘油三酯的合成速率
脂联素	Adiponectin	增加机体对胰岛素的敏感性，防止动脉粥样硬化的形成
脂联素	PGI$_2$ and PGF$_{2\alpha}$	参与调节炎症、血液凝结、排卵、月经
转化生长因子	TGFβ	有广泛的生物学功能，能够调节细胞的增殖、分化、凋亡、发育
胰岛素样生长因子	IGF-I	促进各种细胞的增殖，调节大量生长激素的作用
巨噬细胞迁移抑制因子	MIF	参与促炎反应和免疫调节

脂肪细胞分泌功能的发现使得人们认识到，脂肪细胞的功能不仅仅是存储甘油三酯；它在免疫应答、动脉相关疾病、食欲调节中的重要作用日益显现。比如，ASP、adiponectin、TNFα 和 MIF 虽然是脂肪细胞分泌的免疫系统相关蛋白，但现在也认为这些因子参与了能量平衡和胰岛素抵抗的调控。ASP 通过促进

甘油三酯的合成和葡萄糖的转运来调控能量平衡。与补体因子 D 相似，adiponectin 在血液中大量存在，并且胰岛素还能进一步提高它的水平，这些表明它可能作为一种信号分子调节能量平衡。众所周知，TNFα 不仅能抑制脂肪细胞分化，用它处理成熟的脂肪细胞还能降低脂肪细胞基因的表达水平。同时，人们还发现在肥胖的啮齿动物和人中，TNFα 的表达量增加，这使得人们相信它参与了肥胖相关的胰岛素抵抗的形成。另外，根据报道 TNFα 增加了脂肪细胞中 MIF 的分泌，这使得 MIF 与 TNFα 相关的胰岛素抵抗也关联起来。与以上因子不同，血管紧张素原基因（angiotensinogen）和纤溶酶原激活物抑制因子 1（PAI-1）是脂肪细胞分泌的血管功能相关蛋白。血管紧张素原基因在调节脂肪细胞血液供应和脂肪酸释放中发挥重要作用。PAI-1 的表达量在中心性肥胖个体中明显升高，并且参与了异常肥胖导致的血管类疾病。

近十年的研究已明确显示，脂肪细胞不但具有内分泌功能，同时还兼有旁分泌和自分泌功能。在调控能量平衡的同时，脂肪组织还调节多种生理过程。

参考文献

[1] Ahn J, Lee, H, Kim S, et al. Resveratrol inhibits TNF-alpha-induced changes of adipokines in 3T3-L1 adipocytes. Biochemical and biophysical research communications, 2007, 364, 972-977.

[2] Asada M, Rauch A, Shimizu H, et al. DNA binding-dependent glucocorticoid receptor activity promotes adipogenesis via Krüppel-like factor 15 gene expression. Lab Invest, 2011, 91 (2): 203-15.

[3] Banerjee S S, Feinberg MW, Watanabe M, et al. The Kruppel-like factor KLF2 inhibits peroxisome proliferator-activated receptor-gamma expression and adipogenesis. The Journal of biological chemistry, 2003, 278: 2581-2584.

[4] Bejerholm C, Barton-Grade P A. Effect of intramuscular fat level on eating quality of pig meat [J]. Belgium: Ghent, 1986, 389-391.

[5] Bogan J S, and Lodish H F. Two compartments for insulin-stimulated exocytosis in 3T3-L1 adipocytes defined by endogenous ACRP30 and GLUT4 [J]. The Journal of cell biology, 1999, 146, 609-620.

[6] Chen H P, Xia T, Qiu H, et al. Gene organization, alternate splicing and expression pattern of porcine visfatin gene [J]. Domestic Animal Endocrinology, 2007, 32 235-245.

[7] Cho, S Y, Park P J, Shin H J, et al. (-)-Catechin suppresses expression of Kruppel-like factor 7 and increases expression and secretion of adiponectin protein in 3T3-L1 cells [J]. Am J Physiol Endocrinol Metab, 2007, 292: 1162-1172.

[8] 董飚, 龚道清, 孟和, 等. 鸭脂联素基因单核苷酸多态性检测及群体遗传分析 [J]. 遗传, 2007, 29 (8): 995-1000.

[9] 戴丽荷, 焦青贞, 熊远著. 猪脂联素基因内含子2的A/G突变检测及关联性分析 [J]. Ainmal Biotechnology Bulletin, 2006, 10 (1): 342-346.

[10] Dai M H, Zhang G D, Xia T, et al. Cloning, Expression, Chromosome localization of pig adiponectin and its receptors gene [J]. Domestic Animal Endocrinology, 2006, 30 (2): 117-25.

[11] Dani C, Smith A G, Dessolin S, et al. Differentiation of embryonic stem cells into adipocytes in vitro [J]. J Cell Sci, 1997, 110: 1279-85.

[12] Fan W, Imamura T, Sonoda N. et al. FOXO1 transrepresses peroxisome proliferator-activated receptor gamma transactivation, coordinating an insulin-induced feed-forward response in adipocytes [J]. The Journal of biological chemistry, 2009, 284, 12188-12197.

[13] Fisch S, Gray S, Heymans S, et al. Kruppel-like factor 15 is a regulator of cardiomyocyte hypertrophy [J]. Proc Natl Acad Sci USA, 2007, 104: 7074-7079.

[14] Floyd Z E, Stephens J M. STAT5A promotes adipogenesis in non-precursor cells and associates with the glucocorticoid receptor during adipocyte differentiation [J]. Diabetes, 2003, 52 (2): 308-314.

[15] Gerbens F. de Koning D J, Harders F L, et al. The effect of adipocyte and heart fatty acid-binding protein genes on intramuscular fat and backfat content in Meishan crossbred pigs [J]. J Anim, 2000, 78: 552-559.

[16] Gerbens F, Verburg F J, van Moerkerk H T B, et al. Association of heart and adipocyte fatty acid-binding protein gene expression with intramuscular fat content in pigs [J]. J Ani Sci, 2001, 79 (2): 347-354.

[17] Gonzalez F J. Getting fat: two new players in molecular adipogenesis [J]. Cell metabolism, 2005, 1: 85-86.

[18] Gregoire F M, Smas C M, and Sul H S. Understanding adipocyte differentiation [J]. Physiological reviews, 1998, 78: 783-809.

[19] Günther T, Schüle R. Fat or bone: A non-canonical decision [J]. Nat Cell Biol, 2007, 9 (11): 1229-31.

[20] Gutiérrez A R, Benmezroua Y, Vaillant E, et al. Analysis of KLF transcription factor family gene variants in type 2 diabetes [J]. BMC Medical Genetics, 2007, 8: 53-57.

[21] Holland W L, Miller R A, Wang ZV, et al. Receptor-mediated activation of ceramidase activity initiates the pleiotropic actions of adiponectin [J]. Nat Med. 2011, 17 (1): 55-63.

[22] Huff-Lonergan E, Baas T J, Malek M, et al. Correlations among selected pork quality traits [J]. J Anim Sci, 2002, 80 (3): 617-627.

[23] Jin D, LeiT, Gan L, et al. Molecular cloning and characterization of Porcine Sirtuins [J]. Comparative Biochemistry and Physiology, PartB. 2009; 153: 348-358.

[24] Kadowaki T, Yamauchi T. Adiponectin and adiponectin receptors. Endocr Rev. 2005; 26 (3): 439-51.

[25] Kita A, Yamasaki H, Kuwahara H, et al. Identification of the promoter region required for human adiponectin gene transcription: Association with CCAAT/enhancer binding protein-beta and tumor necrosis factor-alpha [J]. Biochemical and biophysical research communications, 2005, 331, 484-490.

[26] Kilroy G E, Foster S J, Wu X, et al. Cytokine profile of human adipose-derived stem cells: expression of angiogenic, hematopoietic, and pro-inflammatory factors [J]. J Cell Physiol, 2007, 212 (3): 702-709.

[27] Iwabu M, Yamauchi T, Okada-Iwabu M, et al. Adiponectin and AdipoR1 regulate PGC-1alpha and mitochondria by Ca (2 +) and AMPK/SIRT1 [J]. Nature, 2010, 464 (7293): 1313-9.

[28] Iwaki M, Matsuda M, Maeda N, et al. Induction of adiponectin, a fat-derived antidiabetic and antiatherogenic factor, by nuclear receptors. Diabete, 2003, 52: 1655.

[29] Lefterova M I, Lazar M A. New developments in adipogenesis [J]. Trends Endocrinol Metab, 2009, 20 (3), 107-114.

[30] Lee S H, Choi Y M, Choe J H, et al. Association between polymorphisms of the heart fatty acid binding protein gene and intramuscular fat content, fatty acid composition, and meat quality in Berkshire breed [J]. Meat Sci, 2010, 86 (3): 794-800.

[31] Li D, Yea S, Li S, et al. Kruppel-like factor-6 promotes preadipocyte differentiation through histone deacetylase 3-dependent repression of DLK1 [J]. The Journal of biological chemistry, 2005, 280: 26941-26952.

[32] Li L, Pan R, Li R, et al. Mitochondrial biogenesis and peroxisome proliferator-activated receptor-γ coactivator-1α (PGC-1α) deacetylation by physical activity: intact adipocytokine signaling is required [J]. Diabetes, 2011, 60 (1): 157-67.

[33] 凌飞,李加琪,王翀,等.猪脂联素基因启动子区甲基化与其MRNA表达分析 [J]. 遗传, 2009, 10: 1013-1019.

[34] Liu Z J, Zhuge Y, Velazquez O C. Trafficking and differentiation of mesenchymal stem cells [J]. J Cell Biochem, 2009, 15, 106 (6): 984-991.

[35] Long Qinqiang, Lei Ting, Feng Bin, et al. Peroxisome proliferator-activated receptor γ increases adiponectin secretion via transcriptional repression of endoplasmic reticulum chaperone protein ERp44 [J].

Endocrinology, 2010, 151 (7): 3195-203.

[36] Mori T, Sakaue H, Iguchi H, et al. Role of Kruppel-like factor 15 (KLF15) in transcriptional regulation of adipogenesis [J]. The Journal of biological chemistry, 2005, 280: 12867-12875.

[37] Morsci N S, Schnabel R. D. and J F Taylor. Association analysis of adiponectin and somatostatin polymorphisms on BTA1 with growth and carcass traits in Angus cattle [J]. Animal Genetics, 2006, 55437, 554-562.

[38] Mullen K L, Pritchard J, Ritchie I, et al. Adiponectin resistance precedes the accumulation of skeletal muscle lipids and insulin resistance in high-fat-fed rats [J]. Am J Physiol Regul Integr Comp Physiol, 2009, 296 (2): 243-51.

[39] Oishi Y, Manabe I, Tobe K, et al. Kruppel-like transcription factor KLF5 is a key regulator of adipocyte differentiation [J]. Cell metabolism, 2005, 1: 27-39.

[40] Patrici A. Eating quality of pork in Denmark [J]. Pig Farming, 1985, 10: 56-57.

[41] Qiao L, and Shao J. SIRT1 regulates adiponectin gene expression through Foxo1-C/enhancer-binding protein alpha transcriptional complex [J]. The Journal of biological chemistry, 2006b, 281, 39915-39924.

[42] Rahmouni K, and Sigmund C D. Id3, E47, and SREBP-1c: fat factors controlling adiponectin expression [J]. Circulation research, 2008, 103, 565-567.

[43] Saito K, Tobe T, Minoshima S, et al. Organization of the gene for gelatin-binding protein (GBP28) [J]. Gene, 1999, 229, 67-73.

[44] Segawa K, Matsuda M, Fukuhara A, et al. Identification of a novel distal enhancer in human adiponectin gene [J]. The Journal of endocrinology. 2009, 200 (1): 107-116.

[45] Seo J B, Moon H M, Noh M J, et al. Adipocyte determination-and differentiation-dependent factor 1/sterol regulatory element-binding protein 1c regulates mouse adiponectin expression [J]. The Journal of

biological chemistry. 2004, 279, 22108-22117.

[46] Shi X M, Blair H C, Yang X, et al. Toadem repeat of C/EBP binding site mediates PPAR gamma 2 gene trancription in glucocorticoid induced adipocyte differentiation [J]. J Cell Biochem, 2000, 76: 518.

[47] Sundqvist A, Bengoechea-Alonso M T, Ye X, et al. Control of lipid metabolism by phosphorylation-dependent degradation of the SREBP family of transcription factors by SCF (Fbw7) [J]. Cell Metab, 2005, 1 (6): 379-391.

[48] Sunters A, McCluskey J, Grigoriadis A E. Control of cell cycle gene expression in bone development and during c-Fos-induced osteosarcoma formation [J]. Dev Genet. 1998; 22 (4): 386-397.

[49] Suzuki K, Irie M, et al. Genetic parameter estimates of meat quality traits in Duroc pigs selected for average daily gain, longissimus muscle area, backfat thickness, and intramuscular fat content [J]. J Anim Sci, 2005, 83 (9): 2058-2065.

[50] Takada I, Mihara M, Suzawa M, et al. A histone lysine methyltransferase activated by non-canonical Wnt signalling suppresses PPAR-gamma transactivation [J]. Nature cell biology, 2007, 9: 1273-1285.

[51] Tang Q Q, Lane M D. Activation and centromeric localization of CCAAT enhancer binding proteins during the mitotic clonal expansion of adipocyte differentiation [J]. Gene & Dev, 1999, 13: 2231.

[52] Tang Q Q, Otto T C, and Lane M D. CCAAT/enhancer-binding protein beta is required for mitotic clonal expansion during adipogenesis [J]. Proceedings of the National Academy of Sciences of the United States of America, 2003, 100: 850-855.

[53] Van Laack R L, Stevens S G, Stalder K J. The influence of ultimate pH and intramuscular fat content on pork tenderness and tenderization [J]. J Anim Sci, 2001, 79 (2): 392-397.

[54] Wu J, Srinivasan S V, Neumann J C, et al. The KLF2 transcription factor does not affect the formation of preadipocytes but inhibits their

differentiation into adipocytes [J]. Biochemistry, 2005, 44: 11098-11105.

[55] Weiss R, Dufour S, Groszmann A, et al. Low adiponectin levels in adolescent obesity: a marker of increased intramyocellular lipid accumulation [J]. J Clin Endocrinol Metab, 2003, 88 (5): 2014-2018.

[56] White U A, Stephens J M. Transcriptional factors that promote formation of white adipose tissue [J]. Mol Cell Endocrinol, 2010; 318 (1-2): 10-14.

[57] Wijesekara N, Krishnamurthy M, Bhattacharjee A, et al. Adiponectin-induced ERK and Akt phosphorylation protects against pancreatic beta cell apoptosis and increases insulin gene expression and secretion [J]. J Biol Chem, 2010, 285 (44): 33623-33631.

[58] Xu A, Chan K W, Hoo R L, et al. Testosterone selectively reduces the high molecular weight form of adiponectin by inhibiting its secretion from adipocytes [J]. J Biol Chem, 2005, 280 (18): 18073-18080.

[59] Yamauchi T, Kamon J, Waki H, et al. The fat-derived hormone adiponectin reverses insulin resistance associated with both lipoatrophy and obesity [J]. Nat Med, 2001, 7 (8): 941-946.

[60] YANG Gong-She, QIU Huai, LU Xing-Zhong. Cellular and histochemical comparative studies for development of adipose tissue between Guanzhong Black and Landrace pigs [J]. Acta Veterinaria et Zoo technica Sinica, 1996, 27 (1): 25-31.

[61] Yang H W, Xia T, Chen ZL, et al. Cloning, chromosomal localization and expression patterns of porcine Kruppel-like factors 4, −5, −7 and the early growth response factor 2 [J]. Biotechnology letters, 2007, 29: 157-163.

[62] Yin Changjun, Long Qinqiang, Lei Ting, et al. Lipid Accumulation Mediated by Adiponectin in C2C12 Myogenesis [J]. Biochemistry and Molecular Biology Reports. 2009, 42 (10): 667-672.

第二章
脂联素

脂联素（Adiponectin）是近年来最为人们关注的脂肪细胞因子之一，它在介导脂肪细胞分化、降低体脂沉积、加强肌细胞脂肪酸氧化和葡萄糖吸收、增加胰岛素的敏感性、降低糖尿病的发病率等方面的功能已引起人们的高度重视。

第一节 ▎ 脂联素简介

脂联素（Adiponection，AdipoQ）是由动物脂肪细胞分泌的一类激素蛋白，是由脂肪细胞高度表达的产物（Yamawaki等，2011），具有促进机体对糖原的吸收（Berg等，2005）、加快脂肪酸氧化分解成游离态、调节机体脂质代谢的作用，同时可以增强增胰岛素敏感性、加强胰岛素对糖原的异生作用。AdipoQ是参与机体脂质和糖代谢中一个非常重要的脂肪因子，不仅可以调节脂质代谢，也在其它组织中发挥着重要的作用。

第二节 ▎ 脂联素的研究概况

一、脂联素的发现

脂联素最早是由 Scherer 等在 1995 年发现的（Scherer 等，1995）。他们用分化前后的 3T3-L1 脂肪细胞 RNA 构建差减 cDNA 文库，随机测序后进行 Northern blot，发现一个 250bp 的克隆在脂肪细胞分化过程中被明显诱导。用这个片段筛选 3T3-L1 脂肪细胞 cDNA 文库，得到约 1.3kb 的克隆。测序结果显示它是一个新基因，含有 741bp 的开放阅读框，编码 249 个氨基酸（约 28kD）。因为这个蛋白的结构与补体因子 C1q 非常相似，所以命名为脂肪细胞补体相关蛋白（adipocyte complement related protein of 30kDa，Acrp30）。Acrp30 的 N 端含有信号肽，推测它是一种分泌蛋白。脉冲场实验也证明胰岛素能刺激脂肪细胞分泌脂联素，推测脂联素的分泌是受调控的。1999 年 Bogan 等发现脂肪细胞中调控脂联素分泌的有两类分泌小泡：调控型分泌小泡，受胰岛素调控；组成型分泌小泡，不被胰岛素调控。Hu 等用 mRNA 差异显示技术研究脂肪细胞发育过程中基因表达变化时，也发现这个基因，命名为 AdipoQ。这两个研究小组都发现脂联素由脂肪组织特异表达，其表达在脂肪细胞分化过程中被强烈诱导。另外，Hu 等发现在肥胖的人和小鼠中脂联素表达量下降，暗示脂肪沉积可能对脂联素有负调控作用。Maeda 等对人脂肪组织 cDNA 文库进行随机测序，发现一个脂肪组织表达量最高的克隆，进而得到基因全长（4517bp），并把这个基因命名为 *apM1*（adipose most abundant gene transcript 1）。通过序列比对发现 apM1 即为人脂联素，其蛋白质序列与小鼠有很高的同源性（83%），结构也相似。与小鼠一样，人脂联素只在脂肪组织中表达。Nakano 等用明胶亲和层析分离人血浆蛋白时，偶然发现了一种新的蛋白质，用 1mol/L NaCl 可将其洗脱，遂取名为明胶结合蛋白（gelatin binding protein of 28kD，GBP28）。通过氨基酸测序证实 GBP28 就是 *apM1* 表达产物脂联素。

二、脂联素的分子结构

脂联素从结构上看属于补体 1q 超家族蛋白质。脂联素由四个部分组成，包括 N 端信号肽（氨基酸 1~17）、可变区（氨基酸 18~44）、胶原结构域（氨基酸 45~110）和 C 端球状结构域（氨基酸 111~247）（图 2-1）。可变区与任何已知的蛋白质都没有同源性。胶原结构域由 22 个 Gly-X-Pro/Gly-X-X 重复序列组成。脂联素的球状区（globular domain）与补体因子 C1q、Ⅷ型/Ⅹ型胶原等的球状区有较高同源性，在血液中独立存在，但含量很少。在不同物种之间脂联素的保守性很强。人、牛、小鼠与猪相比，同源性分别为 87%、88% 和 85%。成熟形式的脂联素需进行多种翻译后的修饰，如糖基化、多聚化和蛋白酶切割等。胶原结构域有四个赖氨酸可以进行羟基-糖基化，分别是 Lys68、Lys71、Lys80 和 Lys104。另外，Pro94 也能发生羟基化。胰岛素能抑制肝脏中葡萄糖的异生作用，而脂联素能增强胰岛素的这一功能。值得注意的是，如果将 4 个 Lys 置换成 Arg 后，或使用大肠杆菌表达的脂联素，这种增强作用就会丧失。这说明脂联素的羟基上的糖基化修饰可能参与了其高级结构的形成或脂联素与受体结合。除此之外，脂联素还含有 O 连接的 α-2,8-唾液酸化，由脂肪细胞表达的 α-2,8-唾液酸转移酶Ⅲ

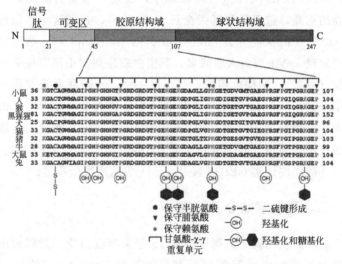

图 2-1 脂联素的蛋白结构（Wang 等，2008）

(ST8SiaⅢ)催化形成。

血浆中脂联素含量极高,且以多种形式存在,主要的存在形式是六聚体和高分子量复合物（High Molecular Weight Complex，HMW）。小鼠血浆中的脂联素的分布与性别有关,即雌性小鼠HMW脂联素含量显著高于雄性小鼠,而六聚体含量相当。在人体内也发现男性血液脂联素水平低于女性,减少的部分同样是HMW脂联素。点突变研究表明,位于非同源区的Cys39对脂联素形成六聚体非常重要。脂联素单体与单体之间通过二硫键形成二聚体,然后与第三个单体形成三聚体,最后第三个单体通过自身的Cys39与另一个三聚体形成六聚体。HMW脂联素由非共价键连接,但依赖于完整的六聚体形式。体外重组实验表明,Gly84Arg和Gly90Ser突变后将不能形成HMW脂联素,但三聚体和六聚体的形成不受影响,说明这两个氨基酸位点对形成HMW脂联素非常重要。Arg112Cys、Try159Asp和Ile164Thr突变则导致所表达的蛋白质只形成单体,而且不能分泌到细胞外。而Arg221Ser和His241Pro突变的脂联素能形成正常的多聚体并向细胞外分泌。另外,Shapiro等发现脂联素球状区的高级结构与TNF家族蛋白质很相似（尽管一级结构没有同源性),说明二者在进化上有一定的亲缘关系。脂联素多聚体的形成过程如图2-2,脂联素各种不同形式及其作用如图2-3所示。

三、脂联素产生部位

脂联素在脂肪组织以及体外培养至完全分化的脂肪细胞中特异表达（Scherer等,1995),其主要来源于白色脂肪组织,棕色脂肪组织也可分泌少量脂联素（Siasos等,2012),此外,在肝脏、结肠、心脏、唾液腺以及胎盘中也发现有少量分布,近年来在脑脊液和母乳中也检测到极少量的脂联素。在血浆中脂联素约占人血浆总蛋白水平的0.01%,正常人血浆浓度为1.9～17.0mg/L,

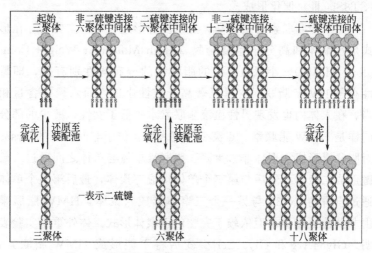

图 2-2 脂联素多聚体的形成过程（Tsao，2013）

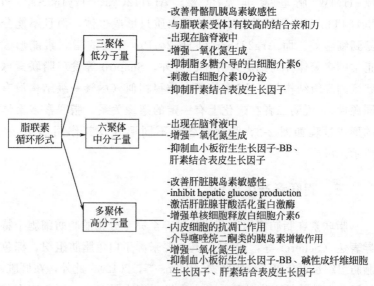

图 2-3 脂联素的不同多聚体形式及其生物学功能

(Gatselis et al., 2013)

平均血浆浓度为（8.9±1.5）mg/L，与年龄无关，男性低于女性，无昼夜节律变化，也不受进餐的影响（Arita 等，1999）。

四、脂联素及其受体表达调控

1. 脂联素的表达调控

脂联素的转录调控研究表明，小鼠脂联素启动子 1kb 内包含：3 个 E-Boxes，能被碱性区螺旋-环-螺旋（bHLH）蛋白结合（Rahmouni and Sigmund，2008），1 个 PPRE（PPAR-responsive element）结合位点（Iwaki 等，2003），1 个经典的 CCAAT 框（Saito 等，1999），几个 $C/EBP\alpha$ 增强子元件（Segawa 等，2008），1 个 SRE（sterol-regulatory element）调控位点（Kita 等，2005；Seo 等，2004）。脂联素基因启动子 CG 富集区（-1500～-1350bp）可发生甲基化和去甲基化，90 日龄长白猪大多呈去甲基化（83%），90 日龄蓝塘猪部分去甲基化（33%），而成年蓝塘猪呈高度甲基化（100%），成年长白猪侧部分去甲基化（33%）（凌飞等，2009）。在体外，胰岛素能通过抑制 FoxO1 活性，激活 PPARγ 而上调脂联素的表达（Fan 等，2009）；而在体内，脂联素表达和胰岛素呈负相关。*FoxO1* 能通过结合 *C/EBP* 增强脂联素基因的转录表达（Ahn 等，2007；Qiao and Shao，2006b）。SIRT1 介导的 *FoxO1* 表达，也可能是脂联素表达启动子调控的重要机制。脂联素基因启动子表达调控如图 2-4 所示。

脂联素 N 端含有信号肽，推测它是一种分泌蛋白。脉冲场实验也证明胰岛素能刺激脂肪细胞分泌脂联素，推测脂联素的分泌是受调控的。脂肪细胞中调控脂联素分泌的有两类分泌小泡：调控型分泌小泡，受胰岛素调控；组成型分泌小泡，不被胰岛素调控（Bogan and Lodish，1999）。内质网蛋白 44（ERp44）能滞留细胞内二硫键异构酶（Protein Disulfide Isomerase，PDI）

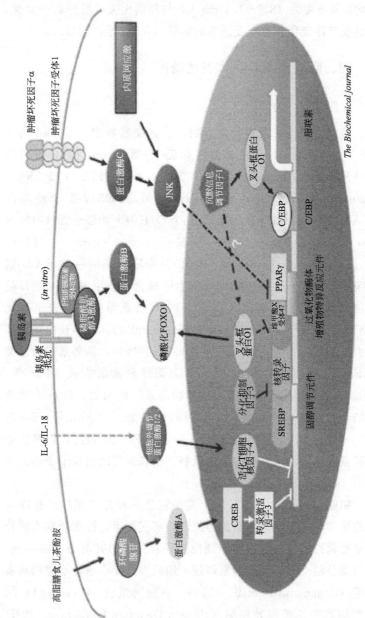

图 2-4 脂联素基因启动子表达调控

氧化形成二硫键的限速蛋白 ERO1；ERp44 能与免疫球蛋白 M 亚基、脂联素和甲酰甘氨酸生成酶（FGE）形成二硫键，从而调节脂联素的分泌和转运。本实验室的研究也证明，猪脂联素的分泌受 PPARγ 的调控，PPARγ 与内质网蛋白 *ERp44* 基因启动子上游-1003/981bp 处 PPRE 位点结合，抑制 *ERp44* 基因的表达，从而促进脂联素的分泌（Long 等，2010）。脂联素分泌调控的基本模式如图 2-5 所示。

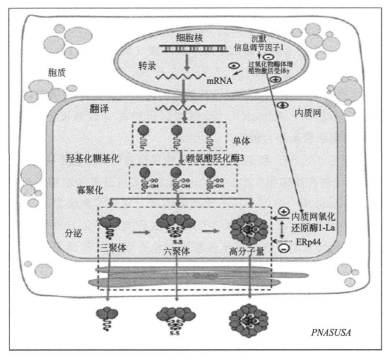

图 2-5　脂联素分泌调控的基本模式

2. 脂联素受体及其表达调控

（1）脂联素受体的表达区域与调控机制　与其他激素相比，脂联素同样需要受体表达生理作用。在 20 世纪 90 年代有人发现了脂联素这种脂肪因子，10 年后 Yamauchi 等（2003）应用分子克隆技术，从人类骨骼肌组织中成功分离出两种脂联素受体（Adiponection receptor，AdipoR）的异构体：脂联素受体1（AdipoR1）和脂联素受体2（AdipoR2）（Yamauchi等，2003）。在此之后，Ding等也从猪体内组织中克隆出了AdipoR。AdipoR1分布广泛，在骨骼肌中含量最多；而AdipoR2则以肝脏中分布为主（Ding等，2004）。AdipoR1包含了1128个核苷酸，编码375个氨基酸，在哺乳类动物中有着较高的同源性，核苷酸90%以上，氨基酸达96.8%以上。鸡与哺乳动物同源性较差，核苷酸大约82%，氨基酸在90.4%～90.9%之间。AdipoR2包含了1161个核苷酸，编码386个氨基酸（黄煌，2011）。人与鼠的脂联素有高度同源性，AdipoR1有98.6%的同源性，AdipoR2有95.2%的同源性，但其受体的结构和功能与G蛋白耦连受体大不相同，AdipoR1对脂联素球形结构有着高度亲和性，对全长脂联素亲和力较低。

对于AdipoR1和AdipoR2，两种异构表达的部位不同，AdipoR1主要在肌肉组织中，而AdipoR2主要在肝脏和脂肪组织中表达。Lord等（2005）从不同类型的猪上克隆了脂联素及AdipoRs，并发现*AdipoR1*和*AdipoR2*在卵巢、子宫均有较高的表达，猜测脂联素对猪繁殖性能可能也有影响（董飚等2007）。Ding等（2004）的研究显示AdipoR1在猪心脏和骨骼肌中表达丰富，在脂肪、肝脏、脾中依次减少；AdipoR2在猪脂肪组织中表达最丰富，在肝脏、心脏、骨骼肌、脾中依次减少（Ding等，2004）。禁食8h在杂交猪脂肪组织中对*AdipoR1* mRNA的表达无显著影响，但*AdipoR2* mRNA的表达上升。这表明在禁食状态下，AdipoR2能调节猪脂肪组织脂肪酸氧化（Berner，2004）。PPAR促效剂能增加*AipoR2*的表达并且胰岛素通过P13K途径抑制了*AdipoR2*的表达。研究发现，*AdipoR1*和*AdipoR2*的mRNA还在肺、白细胞、附睾、胃、肾脏和小肠中都发现有表达，不同组织表达量不同。Yamauchi等（2003）克

隆出人和鼠的 *AdipoR1*、*AdipoR2*，发现 *AdipoR1*、*AdipoR2* 分别在肝脏、骨骼肌中丰富表达（Kubota 等，2007）。

AdipoQ 能通过 AdipoR1 和 AdipoR2 激活腺苷酸活化蛋白酶（AMPK），进而诱导乙酰辅酶 A 羧化酶（ACC），促进脂肪酸氧化。有研究显示，AdipoQ 促进脂肪酸氧化的机制是，以 AdipoR1 和 AdipoR2 激活 AMPK 信号为途径，活化后的 AMPK 诱导 ACC 磷酸化失活，从而促进脂肪酸氧化。AdipoQ 受体促进脂肪酸氧化还有另一种途径，即激活过氧化物酶受体 α（PPARα）传导，促进脂肪酸氧化（Maria 等，2017；Xiangdong 等，2003；Awazawa 等，2009；唐妮等，2018）。作为调节脂质代谢的关键因子，*PPARα* 下游的一些靶基因与脂肪酸密切相关，其中主要的基因有乙酰辅酶 A 氧化酶（ACO）基因和脂肪酸结合蛋白（FABP3）基因等。

脂联素及其受体同样在下丘脑组织中有表达，已有多项研究证明在人、猪、啮齿类动物的下丘脑中均有表达（李云，2014；张凌齐，2013）。脂联素会影响 GnRh 的分泌。对小鼠下丘脑和猪脑垂体进行体外重组脂联素处理，发现脂联素对 GnRh 和促性腺激素抑制激素（GnIh）的调节存在抑制调节且与时间和剂量有一定的关系，主要原因是 AdipoR1 激活 AMPK 通路从而抑制 GnRh 受体的表达，从而抑制促黄体素（LH）与卵泡刺激素（FSH）的合成与分泌（Gomes 等，2018）。这说明脂联素不仅是一种脂肪因子，还可能是一种参与生殖活动的因子（Maria 等，2017）。猪垂体中的 AdipoR 水平与其发情程度有关，对其进行体外脂联素处理可增加 FSH 的分泌。

在性腺中，目前已知在母猪的卵泡液中，大鼠的卵母细胞、黄体、卵泡膜细胞以及鸡的卵泡膜细胞和羊的卵巢中 *AdipoR* 均有表达（Psilopanagioti 等，2009）。在卵母细胞中 *AdipoR1* 的表达要低于 *AdipoR2*，但在卵泡颗粒细胞和卵泡膜中却相反。鸟类产蛋期卵巢组织中 *AdipoR* mRNA 的表达水平要明显高于预产期,这表明 $AdipoR$ 与鸟类繁殖密切相关。

(2) 影响脂联素受体表达的因素

① 胰岛素。作为一种内源性胰岛素增敏剂,脂联素与 AdipoQ 结合后会引起一系列级联反应。除了上述激活 AMPK 信号促进脂肪酸氧化的活动,脂联素也可以通过激活 NF-κB 来诱导巨噬细胞产生白细胞介素-6 (IL-6),IL-6 可以通过激活信号传导及转录激活因子 3 (STAT3) 通路来上调胰岛素受体亚型 2 (IRS2) 的表达,最终提高胰岛素的敏感性 (Awazawa 等,2011)。当体内脂联素浓度不高时,胰岛素会抑制 $AdipoR$ mRNA 的表达,具体机制是通过核内抑制蛋白 (NIP) 来激活磷脂酰肌醇-3 激酶 (PI3K) 通路使叉头转录因子 ($FoxO1$) 失活 (Yoshihisaohtani 等,2011)。Inukai 等人的研究发现用胰岛素处理小鼠骨骼肌细胞 24h,$AdipoR1$ mRNA 的表达量下降了 60%,并且还会通过 P13K 通路下调 $AdipoR2$ mRNA 在猪脂肪细胞中的表达量 (Barnea 等,2009)。当猪处于禁食 24h 状态下,机体内的胰岛素分泌减少,脂肪酸氧化加剧,对 $AdipoR1$ mRNA 的表达并无影响,但由于 PI3K 减弱,$FoxO1$ 活性提升,猪肝脏组织中的 $AdipoR2$ mRNA 表达量得到提升,与上文我们提到的禁食 8h 对杂交猪脂肪组织中 $AdipoR1$ mRNA 和 $AdipoR2$ mRNA 结果基本一致 (Bing 等,2008)。Felder 等人经过研究,认为胰岛素与 AdipoR 之间可能存在着一种补偿机制:胰岛素抵抗会上调 $AdipoR1$ mRNA 在肝脏中的表达,主要是激活 FoxO1 增加 $AdipoR1$ mRNA 的转录和表达,但其具体的机制尚不清楚 (Felder 等,2010)。

② 生长激素。$AdipoR$ 的表达也与生长激素有一定的关联,有研究发现在生长激素处理的条件下观察 3T3-L1 脂肪细胞中 $AdipoR2$ mRNA 的表达,结果显示生长激素可使 3T3-L1 脂肪细胞中 $AdipoR2$ mRNA 的表达量提升 24 倍,并且与剂量和时间相关,当停止生长激素处理 24h 后,这种反应会逆转 (Felder 等,2010)。

Ohtani等用生长激素处理牛乳腺上皮细胞,发现生长激素可以显著提升牛乳腺上皮细胞中 *AdipoR2* mRNA 的表达水平,但对 *AdipoR1* mRNA 表达无任何影响(Fasshauer 等,2004)。

③ 促性腺激素。外源性与内源性的促性腺激素,均可提升 *AdipoR* mRNA 的表达量。29 周龄的公鸡睾丸中 *AdipoR1* mRNA 和 *AdipoR2* mRNA 的表达量是 4 周龄幼鸡的 8.3 倍和 9.2 倍,原因是趋于性成熟的公鸡需要更多的内源性促性腺激素促进其性器官和性征发育成熟(Ocón-Grove 等,2008)。Christine 等人研究发现,对鼠类卵巢用 PMSG 处理及注射 HCG 后,*AdipoR1* mRNA 的表达量显著上升,主要原因是 PMSG 与 HCG 这两种促性腺激素促进了排卵以及黄体的形成,从而使 *AdipoR1* mRNA 的表达量升高(Chabrolle 等,2007)。

④ 体重与运动状态。已有多项研究证明肥胖会导致机体脂联素含量下降,*AdipoR* mRNA 的表达量也会随之下降,当 *AdipoR* mRNA 的敏感性降低导致胰岛素抵抗,胰岛素的分泌增加,进而通过 P13K/Fox01 途径抑制 *AdipoR* mRNA 的表达(Ouchi 等,2000)。有研究发现,人在运动后骨骼肌中 *AdipoR* mRNA 表达升高,这是因为运动会加剧糖和脂质的消耗,促进 AMPK 和 ACC 的磷酸化,使得胰岛素的敏感性提高(Blüher 等,2006)。

五、脂联素的生物学功能

1. 在机体代谢方面的作用

脂联素首先与受体 C 端结合,与 N 端的接头蛋白识别后,激活下游的 AMPK 和 PPAP 等信号因子,从而发挥其功能。在维持机体正常代谢功能方面,脂联素发挥着极其重要的作用,主要表现在以下几个方面:

(1) 调节葡萄糖的运转 静脉注射脂联素可降低肝脏磷酸烯醇式丙酮酸羧化酶和葡萄糖-6-磷酸酶的 mRNA 表达,抑制肝糖原生成酶的表达，从而减少了内源性糖的生成。

（2）增强胰岛素的敏感性　脂联素能够促进脂肪酸氧化，降低细胞内脂肪积聚，从而降低血糖和血脂。

（3）抑制炎症反应　脂联素通过抑制 TNF-α 在巨噬细胞中的合成以及在内皮细胞中的作用，干扰 TNF-α 信号传导，减弱 TNF-α 的生物学效应，降低炎症反应。

（4）降低血脂　脂联素能促进肌肉对脂肪酸的摄取及代谢，降低肌肉、肝脏、循环血液中游离脂肪酸及甘油三酯的浓度。

（5）抗动脉粥样硬化　脂联素可抑制平滑肌细胞增生及巨噬细胞上 A 族清道夫受体的表达，使巨噬细胞对脂质吞噬减少而不向泡沫细胞转化，从而有助于受损部位内皮细胞的恢复，对心血管系统起间接保护作用。

2. 脂联素与能量稳态

脂联素是由脂肪细胞分泌的激素，在胰岛素增敏方面具有非常显著的作用。与脂肪细胞来源的其他激素不同，脂联素基因表达以及血清脂联素水平与 BMI 呈负相关（Lihn 等，2005）。在糖尿病患者体内脂联素水平的下降出现在 IR 之前（Stefan 等，2002）。因此，高脂联素血症被认为是一种在肥胖及 T2DM 状态下出现 IR 的潜在性机制（Krakoff 等，2003；Lindsay 等，2002；Stefan 等，2002；Zhu 等，2004）。在过去的 20 年里，大量的时间和精力被投入到脂联素基因表达与调控，以及肥胖下调脂联素基因表达及血清脂联素水平的机制研究领域。随着研究工作的进一步深入，目前已经明确，虽然饮食性肥胖及肥胖症患者与高脂联素血症相关，但脂联素基因表达与能量代谢之间有着很深的联系。而且，有研究表明，与瘦素相同，脂联素是又一个脂肪来源的在调控能量稳态方面起着积极作用的细胞因子（Lee and Shao，2013；Lindsay 等，2002）。

3. 脂联素与代谢综合征

代谢综合征包括 IR、高血压以及糖尿病等，并且心血管疾病如中风以及心搏骤停等常作为并发症发生（Arnlov 等，2010）。在啮齿动物模型的研究中，脂联素的敲除与应激状态，如营养过剩和缺血性休克等条件下炎症的增强有关（Maeda 等，2002；Nawrocki 等，2006；Shibata 等，2005）。血液循环中的脂联素水平在肥胖（Yukio Arita and Hiroshi Kuriyama，1999）、糖尿病（Hotta 等，2000）、高血压（Adamczak 等，2003），以及冠状动脉疾病（Kumada 等，2003；Nakamura 等，2004）患者体内显著下降。动物模型中同时发现，血清脂联素水平在 IR 和糖尿病情况下也显著降低（Lee 等，2011；Lee 等，2012）。IR 与肥胖是 T2DM 和 CVD 重要的风险因子。骨骼肌和肝脏作为主要的葡萄糖和脂肪酸储存器官，在能量稳态维持方面起着至关重要的作用（Savage 等，2005）。肥胖以及高脂饮食个体血液中 FFAs 上升，导致 IR 的出现（Dresner 等，1999）。而 FFAs 的上升导致胰岛素刺激的葡萄糖的吸收下降，引起骨骼肌与肝脏中糖原合成的减少（Boden and Shulman，2002）。有研究表明，与正常个体相比，糖尿病患者糖原合成能力下降（Shulman 等，1990）。而脂联素同时可以在肝脏和骨骼肌中，通过促进参与脂肪酸氧化相关基因的表达而提高增强胰岛素的敏感性，减少 TG 的含量（Yamauchi 等，2001）。之前已有研究发现，脂联素可以通过抑制肝脏糖异生关键酶的活性以及内源性葡萄糖的合成而降低血糖（Berg 等，2001；Combs 等，2001）。

4. 脂联素与免疫机能

研究表明，脂联素还对机体免疫系统有一定的作用。在免疫系统中，巨噬细胞的吞噬能力发挥着至关重要的作用，而脂联素对巨噬细胞的吞噬作用有一定的抑制。脂联素可以抑制巨噬细胞的吞噬活性，进而控制早期炎症反应。此外，脂联素可抑制巨噬细胞前体的生长以及单核细胞向巨噬细胞的转化，但对单核细胞并无杀伤作用。因此无论是在炎症的早期或是晚期阶段，脂联素对于防止过激及过长的炎症反应都起到了十分积极的作用。

5. 脂联素受体及其信号通路

在肝脏和骨骼肌中，脂联素主要通过与两个不同的受体（AdipoR1 和 AdipoR2）结合，并通过 AMPK 信号通路的激活剂 PPARα 信号通路的激活发挥其抗糖尿病作用，还能够通过激活内皮型 NO 的产生而改善血管功能障碍，并通过在多种脉管系统中抑制炎症的发生而发挥抗动脉粥样硬化的作用（Okamoto 等，2002；Omae 等，2013；Yamauchi 等，2003；Yamauchi 等，2002）。脂联素受体包含七次跨膜结构域，但在结构和功能上均与 G 蛋白偶联受体（G-protein-coupled-receptors，GPCR）不同。在动物模型研究中发现，补充一定量的脂联素即可改善 IR、葡萄糖耐受性及血管功能（Cao 等，2009；Yamauchi 等，2002；Yamauchi 等，2001），而 *AdipoR1* 和 *AdipoR2* 被双敲除后，脂联素即失去了其在肝脏中降低血糖的作用（Yamauchi 等，2007）。脂联素在肝脏和骨骼肌中这种胰岛素增敏作用的发挥可能是通过激活 AMPK 和 PPARα 信号通路、调控葡萄糖的利用及脂肪酸氧化的增强而实现的（Kadowaki and Yamauchi，2005）。*AdipoR1* 主要在骨骼肌中通过激活 AMPK 而发挥作用，而 *AdipoR2* 主要在肝脏中表达，主要通过 PPARα 调控葡萄糖代谢、脂代谢、炎症及氧化应激（Cao 等，2009；Yamauchi 等，2001；Kadowaki and Yamauchi，2005；Savage 等，2005）。另外，脂联素还能够促进 NO 的产生而在血管疾病中发挥保护性作用，同时抑制炎症与氧化应激的发生（Lee and Kwak，2014）。例如，脂联素的缺乏表现出内皮依赖的血管舒张损伤（Ouchi 等，2003；Shimabukuro 等，2003）。最新的一项研究发现，一种脂联素受体激动剂（AdipoRON）通过 AdipoR1 和 AdipoR2 同时在糖尿病小鼠模型的肝脏和骨骼肌中表现出与脂联素相似的作用，表明脂联素受体可能作为 T2DM 治疗的一个新的靶点（Okada-Iwabu 等，2013）。脂联素受体及其信号通路如图 2-6 所示。

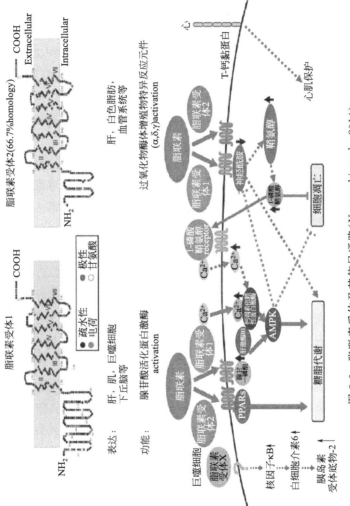

图 2-6 脂联素受体及其信号通路（Yamauchi et al., 2014）

六、脂联素多态性研究

1. 脂联素多态性与肉质性状的关系

猪的肉质性状与脂肪沉积密不可分，肌内脂肪的含量高低以及背膘厚度是评价肉质的重要标准。脂联素与脂肪沉积也有一定的关系。有研究结果显示，猪的脂联素基因位于13号染色体，但猪脂联素基因全长DNA尚未见有研究，其启动子序列也无从得知。但有研究克隆出了猪脂联素基因片段，发现在猪脂肪组织和分化的脂肪细胞中含有大量脂联素mRNA（Hsu等，2004）。

有人在研究小鼠和猴子的实验中发现，当体内脂肪沉积过度，脂联素的含量和基因表达效果又会提升，所以脂联素可能与脂肪沉积密切相关，但其具体机制尚不清楚。杨彦杰等人曾利用PCR-SSCP结合测序的方法，分析脂联素基因外显子遗传多态性与秦川牛肉食性状的相关性，结果显示，脂联素基因与秦川牛的眼肌面积、背膘厚度等性状密切相关（杨彦杰等，2009）。Morsci等在研究安格斯牛脂联素基因多态性与生长及肉质性状关联性时，发现3个脂联素单核苷酸与大理石花纹存在相关性。经基因转染表达的脂联素能够促进脂肪细胞脂质的沉积，猜测脂联素与肌内脂肪的聚集密切相关（Morsci等，2006）。张辉等人在2010年经研究发现，延边黄牛脂肪细胞和组织中脂联素mRNA水平与肌内脂肪含量呈正相关（张辉等，2006）。鸡体内血清脂联素与其腹部脂肪沉积呈负相关，且脂联素可调控肉鸡骨骼脂肪代谢。刘大林等对京海黄鸡脂联素基因的多态性研究发现，脂联素基因内含子$C1251T$位点突变对腹部脂肪重量有明显的遗传效应，说明脂联素基因对鸡肌内脂肪的沉积性状有着重要的作用（刘大林等，2009）。朱耀武等人曾给沙子岭猪活体注射重组脂联素，结果显示沙子岭猪的背膘厚降低了8.82%，其眼肌面积和屠宰率分别改善了7.24%和4.11%，这说明了脂联素在养猪生产中的作用，为改善猪胴体品质提供了思路（朱耀武等，2015）。

2. 脂联素多态性在医学的应用

脂联素基因在医学方面也有应用，脂联素作为一种普遍的胰岛素增敏剂，在调节糖代谢和胰岛素敏感性上有重要作用。2型糖尿病在近些年一直困扰着人们，不仅影响患者的体重和血糖，同时会引发多种并发症，如心血管、肾脏疾病等。而有相关研究指出，脂联素的外显子2的T45G位点作为突变频率较高的位点之一，与2型糖尿病肾病风险增加和血清脂联素浓度有关。并且也有学者的研究证实脂联素外显子2 T45G位点的遗传多态性与德国、瑞典以及中国台湾人的肥胖有关。范宏彦等人的研究证实了脂联素 *rs1501299* 基因与浙江汉族人群的高血压多发有关。脂联素的结构与肿瘤坏死因子α（TNF-α）结构极其相似，并且二者的受体可以相互结合，用的也是同一种信号通路，两者是相互拮抗、相互抑制的关系。TNF-α参与了动脉粥状硬化及冠心病的过程，所以脂联素的拮抗作用可以抑制TNF-α的作用，阻止这一过程的发生（范宏彦等，2021）。

随着动物生产与生物医药领域研究成果的快速突破，脂联素及其受体多态性的研究也飞速发展，自从脂联素被发现以来，已经在治疗疾病、促进生产等多个方面的应用。鉴于脂联素作为调控脂质代谢重要的脂肪细胞因子，在哺乳动物中发挥着至关重要的作用，非常有必要加速开展脂联素及其受体基因多态性的研究，探究其在生物医药和动物生产等方面的潜在价值，为以后的研究提供理论数据支撑。

参考文献

[1] Antje Körner, Martin Wabitsch, Bertolt Seidel, et al. Adiponectin expression in humans is dependent on differentiation of adipocytes and down-regulated by humoral serum components of high molecular

weight [J]. Biochemical and Biophysical Research Communications, 2005, 337 (2): 540-550.

[2] Arita Yukio, Kihara Shinji, Ouchi Noriyuki, et al. Paradoxical Decrease of an Adipose-Specific Protein, Adiponectin, in Obesity [J]. Biochemical and Biophysical Research Communications, 1999, 257 (1): 79-83.

[3] Awazawa Motoharu, Ueki Kohjiro, Inabe Kazunori, et al. Adiponectin suppresses hepatic SREBP1c expression in an AdipoR1/LKB1/AMPK dependent pathway [J]. Biochemical and Biophysical Research Communications, 2009, 382 (1): 51-56.

[4] Awazawa Motoharu, Ueki Kohjiro, Inabe Kazunori, et al. Adiponectin Enhances Insulin Sensitivity by Increasing Hepatic IRS-2 Expression via a Macrophage-Derived IL-6-Dependent Pathway [J]. Cell Metabolism, 2011, 13 (4): 401-412.

[5] Barnea Maayan, Madar Zecharia, Froy Oren. High-fat diet delays and fasting advances the circadian expression of adiponectin signaling components in mouse liver [J]. Endocrinology, 2009, 150 (1): 161-8.

[6] Berg Anders-H, Scherer Philipp-E. Adipose Tissue, Inflammation, and Cardiovascular Disease [J]. Circulation Research, 2005, 96 (9): 939-949.

[7] Berg Anders-H, Combs Terry-P, Scherer Philipp-E. ACRP30/adiponectin: an adipokine regulating glucose and lipid metabolism [J]. Trends in Endocrinology & Metabolism, 2002, 13 (2): 84-89.

[8] Berner Heidi-S, Lyngstadaas Staale-P, Spahr Axel, et al. Adiponectin and its receptors are expressed in bone-forming cells [J]. Bone, 2004, 35 (4): 842-849.

[9] Bing Hsien Liu, Ya Chin Wang, Shinn Chih Wu, et al. Insulin regulates the expression of adiponectin and adiponectin receptors in porcine adipocytes [J]. Domestic Animal Endocrinology, 2008, 34 (4): 352-359.

[10] Bueno Allain-Amador, Oyama Lila-Missae, Oliveira Cristiane, et al. Effects of different fatty acids and dietary lipids on adiponectin gene

expression in 3T3-L1 cells and C57BL/6J mice adipose tissue [J]. Pflügers Archiv-European Journal of Physiology, 2008, 455 (4): 701-709.

[11] Corbetta S, Bulfamante G, Cortelazzi D, et al. Adiponectin Expression in Human Fetal Tissues during Mid-and Late Gestation [J]. The Journal of Clinical Endocrinology & Metabolism, 2005, 90 (4): 2397-2402.

[12] 陈其美. 猪脂联素和脂联素受体基因的 mRNA 表达对肌内脂肪含量和背膘厚的影响 [D]. 山东农业大学, 2009.

[13] Combs T P, Berg A H, Obici S, et al. Endogenous glucose production is inhibited by the adipose-derived protein Acrp30 [J]. The Journal of Clinical Investigation, 2001, 108 (12): 1875-1881.

[14] Ding S-T, Liu B-H, Ko Y-H. Cloning and expression of porcine adiponectin and adiponectin receptor 1 and 2 genes in pigs [Z]. 2004: 74-3162.

[15] 董飚. 鸭脂联素及其受体基因的克隆、表达和功能的研究 [D]. 扬州大学, 2007.

[16] 董飚, 龚道清, 孟和, 等. 鸭脂联素基因单核苷酸多态性检测及群体遗传分析 [J]. 遗传, 2007 (8): 995-1000.

[17] 董飚, 孟和, 顾志良, 等. 脂联素与脂联素受体的研究进展 [J]. 中国畜牧兽医, 2007 (2): 44-48.

[18] Fasshauer Mathias, Klein Johannes, Neumann Susanne, et al. Adiponectin gene expression is inhibited by β-adrenergic stimulation via protein kinase A in 3T3-L1 adipocytes [J]. FEBS Letters, 2001, 507 (2): 142-146.

[19] Fasshauer M, Klein J, Krahlisch S, et al. Growth hormone is a positive regulator of Adiponectin Receptor 2 in 3T3-L1 Adipocytes [J]. Experimental and Clinical Endocrinology & Diabetes, 2004, 112 (S1).

[20] Fasshauer Mathias, Klein Johannes, Neumann Susanne, et al. Hormonal Regulation of Adiponectin Gene Expression in 3T3-L1 Adipocytes [J]. Biochemical and Biophysical Research Communications, 2002, 290 (3): 1084-1089.

[21] 范宏彦，郑文文，翟昌林.脂联素基因多态性与浙江汉族人群原发性高血压的相关性［J］.心电与循环，2021，40（01）：17-21.

[22] FLDER T，HAHNE P，SOYALs，et al. Hepatic adiponectin receptors (ADIPOR) 1 and 2 mRNA and their relation to insulin resistance in obese humans ［J］. International Journal of Obesity，2010，34 (5)：846-851.

[23] Fruebis J，Tsao T S，Javorschi S，et al. Proteolytic cleavage product of 30-kDa adipocyte complement-related protein increases fatty acid oxidation in muscle and causes weight loss in mice ［J］. Proceedings of the National Academy of Sciences of the United States of America，2001，98（4）：2005-2510.

[24] 高妍，李付娟，姜昊，等.脂联素基因对猪前体脂肪细胞分化的影响［C］.中国猪业科技大会暨中国畜牧兽医学会2015年学术年会论文集，2015：74.

[25] Gomes Elizabete-T，Costa Joana-Amélia-S，Silva Diogo-Manoel-F，et al. Effects of adiponectin during in vitro maturation of goat oocytes：MEK 1/2 pathway and gene expression pattern ［J］. Reproduction in Domestic Animals，2018，53（6）：1323-1329.

[26] Halleux C M，Takahashi M，Delporte M L，et al. Secretion of Adiponectin and Regulation of apM1 Gene Expression in Human Visceral Adipose Tissue ［J］. Biochemical and Biophysical Research Communications，2001，288（5）：1102-1107.

[27] 黄煌.鸡脂联素基因多态性及其与经济性状的相关性研究［D］.河南农业大学，2011.

[28] 胡小波，张育坚，张惠堂，等.脂肪组织特异表达的脂连蛋白（Adiponectin）及其球状区的克隆表达及体内活性的检测［J］.生物化学与生物物理学报，2003（11）：1023-1028.

[29] Hsu J M，Wang P H，Liu B H，et al. The effect of dietary docosahexaenoic acid on the expression of porcine lipid metabolism-related genes ［J］. Journal of Animal Science，2004，82（3）：683-9.

[30] Kubota Naoto，Yano Wataru，Kubota Tetsuya，et al. Adiponectin Stimulates AMP-Activated Protein Kinase in the Hypothalamus and

Increases Food Intake [J]. Cell Metabolism, 2007, 6 (1): 55-68.

[31] 李云. 脂联素对皖南花猪下丘脑生殖内分泌的影响 [D]. 安徽农业大学, 2014.

[32] 林凯文, 凌飞, 李加琪. 脂联素基因及其对猪脂肪沉积的影响研究进展 [J]. 广东农业科学, 2006 (12): 71-73.

[33] 刘红林, 陈杰, 徐银学, 等. 猪肉品质及其影响因素（Ⅰ）-影响猪肉品质的遗传因素 [J]. 畜牧与兽医, 2000 (6): 38-40.

[34] 刘大林, 俞亚波, 魏岳, 等. 脂联素基因对京海黄鸡体重及屠体性状的遗传效应 [J]. 扬州大学学报（农业与生命科学版）, 2009, (01): 31-34.

[35] Maria Schindler, Mareike Pendzialek, Joanna Grybel-Katarzyna, et al. Adiponectin stimulates lipid metabolism via AMPK in rabbit blastocysts [J]. Human reproduction (Oxford, England), 2017, 32 (7): 1382-1392.

[36] Maeda Kazuhisa, Okubo Kousaku, Shimomura Iichiro, et al. cDNA Cloning and Expression of a Novel Adipose Specific Collagen-like Factor, apM1 (Adipose Most Abundant Gene Transcript 1) [J]. Biochemical and Biophysical Research Communications, 1996, 221 (2): 286-289.

[37] Meredith A Bostrom, Barry I Freedman, Carl D Langefeld, et al. Association of Adiponectin Gene Polymorphisms With Type 2 Diabetes in an African American Population Enriched for Nephropathy [J]. Diabetes, 2009, 58 (2): 4989-504.

[38] 苗志国, 谢红兵, 王永强, 等. 淮南猪与长白猪脂肪代谢酶及脂联素的发育差异 [J]. 贵州农业科学, 2018, 46 (1): 61-63.

[39] Morsci N S, Schnabel R D, Taylor J F. Association analysis of adiponectin and somatostatin polymorphisms on BTA1 with growth and carcass traits in Angus cattle. [J]. Animal Genetics, 2006, 37 (6): 554-562.

[40] Ouchi N, Kihara S, Arita Y, et al. Adiponectin, an adipocyte-derived plasma protein, inhibits endothelial NF-kappaB signaling through a cAMP-dependent pathway [J]. Circulation, 2000, 102

(11): 1296-1301.

[41] Ocón-Grove Olga M, Krzysik-Walker Susan M, Maddineni Sreenivasa R, et al. Adiponectin and its receptors are expressed in the chicken testis: influence of sexual maturation on testicular ADIPOR1 and ADIPOR2 mRNA abundance [J]. Reproduction, 2008, 136 (5): 627-38.

[42] Psilopanagioti, Aristea, Papadaki, et al. Expression of Adiponectin and Adiponectin Receptors in Human Pituitary Gland and Brain [J]. Neuroendocrinology, 2009, 89 (1): 38-47.

[43] Saito Kiyomi, Tobe Takashi, Minoshima Shinsei, et al. Organization of the gene for gelatin-binding protein (GBP28) [J]. Gene, 1999, 229 (1-2): 67-73.

[44] 宋虎威, 张彬, 陈宇光, 等. 脂联素的生理作用及其在养猪中的应用前景 [J]. 中国饲料, 2011 (3): 3-6, 18.

[45] Szopa Magdalena, Malczewska-malec Malgorzata, Wilk Beata, et al. Variants of the adiponectin gene and type 2 diabetes in a Polish population [J]. Acta Diabetologica, 2009, 46 (4): 317-322.

[46] Takashi Kadowaki, Toshimasa Yamauchi, Naoto Kubota, et al. Adiponectin and adiponectin receptors in insulin resistance, diabetes, and the metabolic syndrome [J]. J Clin Invest, 2006, 116 (7): 1784-92.

[47] 田磊磊, 周杰, 李云, 等. 重组脂联素对皖南花猪肌内前体脂肪细胞脂联素及其受体 mRNA 表达的影响 [J]. 中国兽医学报, 2013, 33 (10): 1599-1604.

[48] 唐妮, 王书瑶, 齐锦雯, 等. 脂联素调控脂质代谢的研究进展 [J]. 畜牧兽医学报, 2018, 49 (12): 2550-2557.

[49] Tsuchida Atsushi, Yamauchi Toshimasa, Ito Yusuke, et al. Insulin/Foxo1 pathway regulates expression levels of adiponectin receptors and adiponectin sensitivity [J]. Journal of Biological Chemistry, 2004, 279 (29): 30817-22.

[50] Udagawa Jun, Hashimoto Ryuju, Hioki Kyoji, et al. The role of leptin in the development of the cortical neuron in mouse embryos [J].

Brain Research, 2006, 1120 (1): 74-82.
- [51] Vasseur Francis, Leprêtre Frédéric, Lacquemant Corinne, et al. The genetics of adiponectin [J]. Current Diabetes Reports, 2003, 3 (2): 151-158.
- [52] 吴芸. 猪脂联素基因遗传多态性及其与肉质性状的相关性研究 [D]. 贵州大学, 2009.
- [53] 韦传东, 李艳, 郑红云, 等. 中国人群脂联素基因启动子区-11377C/G位点多态性与2型糖尿病易感性的 Meta 分析 [J]. 国际检验医学杂志, 2012, 33 (11): 1293-1296.
- [54] Xiangdong Wu, Hiroyuki Motoshima, Kalyankar Mahadev, et al. Involvement of AMP-activated protein kinase in glucose uptake stimulated by the globular domain of adiponectin in primary rat adipocytes [J]. Diabetes, 2003, 52 (6): 1355-1363.
- [55] Xu Aimin, Wong Lai-Ching, Wang Yu, et al. Chronic treatment with growth hormone stimulates adiponectin gene expression in 3T3-L1 adipocytes [J]. FEBS Letters, 2004, 572 (1-3): 129-134.
- [56] 杨彦杰, 昝林森, 王洪宝, 等. 秦川牛脂联素基因第2外显子多态性及其与部分产肉性状的相关性 [J]. 西北农林科技大学学报（自然科学版), 2009, (09): 53-58.
- [57] Yamauchi T, Kamon J, Minokoshi Y, et al. Adiponectin stimulates glucose utilization and fatty-acid oxidation by activating AMP-activated protein kinase [J]. Nature Medicine, 2002, 8 (11): 1288-1295.
- [58] Yamauchi Toshimasa, Kamon Junji, Ito Yusuke, et al. Cloning of adiponectin receptors that mediate antidiabetic metabolic effects [Z], 2003: 9-762.
- [59] Yamawaki Hideyuki, Kuramoto Junji, Kameshima Satoshi, et al. Omentin, a novel adipocytokine inhibits TNF-induced vascular inflammation in human endothelial cells [J]. Biochemical and Biophysical Research Communications, 2011, 408 (2): 339-343.
- [60] Ye Enling, Yang Hong, Chen Liangmiao, et al. Adiponectin and peroxisome proliferator-activated receptor-γ gene polymorphisms and gene-gene interactions with type 2 diabetes [J]. Life Sciences, 2014,

98 (1): 55-59.
[61] Yoshihisaohtani, Tomoyonezawa, Sang-hounsong, et al. Gene expression and hormonal regulation of adiponectin and its receptors in bovine mammary gland and mammary epithelial cells [J]. Animal Science Journal, 2011, 82 (1): 99-106.
[62] 袁继红.成熟脂肪细胞中脂联素基因表达的脂肪酸应答 [D].华中农业大学, 2009.
[63] 张国栋.猪脂联素基因的染色体定位、克隆、原核表达、抗血清制备及体内表达调控研究 [D].华中农业大学, 2004.
[64] 张国栋夏涛, 陈小冬, 等.猪脂联素 mRNA 竞争性 PCR 定量方法的建立 [J].华中农业大学学报, 2005 (2): 189-191.
[65] 张凌齐.脂联素对皖南花猪垂体生殖内分泌的影响 [D].2013.
[66] 张辉, 王哲, 张才, 等.牛脂联素基因 cDNA 克隆 [J].黑龙江畜牧兽医.2006, (11): 10-13.
[67] 朱耀武, 陈宇光, 罗佳捷.重组猪脂联素对沙子岭猪屠宰性能的影响 [J].湖南饲料, 2015 (04): 32-33.

第三章

瘦素

瘦素（Leptin，LEP）是由肥胖基因（Ob gene）产生的16kDa的蛋白质分子。瘦素通常由脂肪组织分泌，作用于下丘脑部，调节食物摄入和能量平衡。瘦素主要通过其受体发挥生物学功能。瘦素受体（Leptin Receptor，LEPR）包括长、短2种亚型，仅长亚型包括了全部的信号转导区域，具有刺激细胞内JAK/STAT信号通路及细胞外信号调节激酶（ERK）1/2的作用。瘦素受体主要表达于大脑，但同样表达于外周组织，包括肝脏、骨骼肌、胰脏β细胞和脂肪组织。因此，除了对中枢的调节功能，瘦素还具有外周调节功能。目前的研究表明，瘦素信号通路参与机体免疫应答、血管生成、生殖、生长调节及脂质代谢等。

第一节　瘦素简介

1994年确定的瘦素是一种主要由成熟脂肪细胞产生的蛋白质。它通过瘦素受体的长亚型发出信号，并在大脑中发挥主要作用。其循环水平反映了脂肪组织库的填充状态，因此与身体的长期能量储存直接相关。脂肪组织质量减少导致循环瘦素水平降低，从而触发行为、代谢和内分泌反应，旨在补充和保存身体的燃料储备。这些反应包括能量摄入的增加、能量消耗的减少以及高能量需求过程的减少或消除，如生殖和免疫相关过程。

过去十年的研究进展不断扩大和完善瘦素调节能量平衡的部

位和机制。最初的研究表明，瘦素主要通过中枢神经系统中的长型瘦素受体发挥作用，因为外周组织中长型瘦素受体的缺失不会影响能量稳态。更普遍地说，瘦素在几个下丘脑通路中起着关键作用，包括发育和生殖功能。瘦素缺乏个体的瘦素补充可成功恢复和调节下丘脑神经内分泌轴，包括甲状腺、性腺、促肾上腺皮质激素（ACTH）-皮质醇和生长激素轴。就更广泛的神经控制而言，瘦素似乎也在全脑认知、情绪和记忆中发挥作用。虽然瘦素在高水平循环时会减轻体重，但许多典型的肥胖病例表现出瘦素抵抗，其机制目前尚不清楚。

第二节　瘦素研究概况

一、瘦素的发现

瘦素基因（ob）1994年由洛克菲勒大学的Friedman教授团队率先克隆。这个重大发现让学界认识到肥胖和基因的密切联系，从而也开启了科学家们对于肥胖、能量代谢以及神经内分泌学研究的新篇章。瘦素基因突变导致缺失瘦素的小鼠异常肥胖（ob/ob），这是因为瘦素受体接受不到信号，导致该突变小鼠长期处于虚假的"零脂肪低能量状态"。这种小鼠会表现出极强的食欲，同时由于自身能量代谢和脂肪的分解被抑制，最终积累出超过正常小鼠数倍的脂肪。进一步研究揭示，通过对该突变小鼠进行长期瘦素蛋白治疗，其食欲以及新陈代谢会回归正常，其肥胖症状也会最终消失。在过去的20多年里，尽管人们对瘦素与小鼠食欲和新陈代谢调控的关系已经有了相当程度的认识，但是对瘦素如何促进脂肪分解和利用的具体机制仍不清楚。

1950年和1965年在杰克逊实验室发现的两种小鼠品系具有相同的表型：病态肥胖、胰岛素抵抗、不育和嗜睡。这两种品系分别被命名为肥胖（ob/ob）小鼠和糖尿病（db/db）小鼠，并被发现是由于单基因缺陷所致。Douglas Coleman 进行的一系列实验表明，ob/ob 品系是由于缺乏一种血源性因子而导致的病态肥胖表型鼠，而 db/db 品系是由于缺乏该因子的受体而导致的。Jeffrey Friedman 的研究小组对老鼠肥胖基因（ob 或 Lep）进行了定位克隆，并发现该基因编码一种激素，他们将该激素命名为"leptin"，以希腊语中"leptos"表示瘦。瘦素是Ⅰ型螺旋细胞因子家族的一员，与生长激素、催乳素和白细胞介素有关。Tartaglia 等人报道了通过表达克隆分离瘦素受体基因（leptin receptor，LepR）的情况。此后不久，证实 db/db 小鼠中的突变位于 *LepR* 基因。

在哺乳动物中，瘦素主要从脂肪细胞分泌到血液中，并作用于大脑以调节食物摄入和代谢。当身体有足够的能量储存时，瘦素作用于下丘脑发出信号，从而抑制食欲，即它起到"脂肪调节器"的作用。瘦素的作用发生在短时间和长时间范围内。中枢瘦素信号在外周组织代谢活动的调节中起着关键作用。随着人类肥胖和 2 型糖尿病发病率的上升，人们对瘦素在能量平衡和食物摄入调节中的生理作用产生了浓厚的兴趣。

二、瘦素的分子结构

1. 瘦素的氨基酸序列

瘦素来源于 *lep* 基因，位于 7 号染色体上，该基因转录 167 个氨基酸的肽，分子质量为 16kD。*lep* 基因序列在哺乳动物中高度保存，瘦素同源基因存在于两栖动物、爬行动物和鱼类中，初级氨基酸序列存在相当大的差异。瘦素的功能在所有哺乳动物和非哺乳动物中高度保守，因为保留了关键的第二和第三结构，允许形成二硫键。瘦素属于长链螺旋细胞因子家族，根据其晶体结构，分为白血病抑制因子、睫状神经营养因子（CNTF）和人类生长激素。

序列分析表明，瘦素具有分泌蛋白的特征，大部分亲水性序列氨基酸端带有由 21 个氨基酸残基组成的信号肽序列，血清中的成熟瘦素是切掉信号肽后由 146 个氨基酸残基组成的瘦素分子，瘦素的分子结构是高度保守的，在人、猩猩、猴、狗、猪、牛、大鼠和小鼠这些不同的物种间有 67% 的序列一致性。Masuzaki 等（1995）克隆了人的 *ob* 基因。Southern 杂交分析表明，*ob* 基因在人类基因组中只有一个拷贝。人类 *ob* 基因共 20000（kb），包含由两个内含子分隔的三个外显子。第一个内含子大小 10.6kb，发生在 ATG 起始密码子上游 29 个碱基对的 5' 非翻译区。第二个内含子大小为 2.3kb，位于 149 位谷氨酰胺处。人类 *ob* 基因的 172 bp 5' 侧翼区域包含一个 TATA 盒样序列和几个顺式作用调节元件（三个 GC 盒拷贝、一个 AP-2 结合位点和一个 CCAAT/增强子结合蛋白结合位点），定位于人类染色体 7q31。

2. 瘦素分子的二级结构

Madej 等（1995）用三维结构数据库对瘦素分子的二级结构进行预测，认为人和小鼠体内的瘦素分子均含有 4 个 α-螺旋和 2 个 β-折叠。4 个 α-螺旋位于 Thr10～Ile24、Ser52～Leu65、Leu80～Phe92 和 Leu126～Leu140。2 个 β-螺旋位于 Phe41～Gly44 和 Glu122～Ala125。Kline 等（1997）应用核磁共振的方法研究瘦素的结构后，认为小鼠瘦素的二级结构包含 4 个长的 α-螺旋和一个很短的 β-折叠，4 个 α-螺旋分别位于第 3～24 残基、第 51～67 残基、第 72～94 残基及第 112～141 残基，β-折叠则位于第 47～50 残基，螺旋结构占 56%，每个螺旋都具有 5～6 圈，比长螺旋细胞因子的螺旋长度平均短 1～2 圈，在第 3～24 残基螺旋与第 51～67 残基螺旋之间的氨基酸片段和第 72～94 残基螺旋与第 112～141 残基螺旋之间的氨基酸片段为无规卷曲结构。Zhang 等（1997）构建了人的瘦素相似结构模型瘦素 E100 晶体结构，它是瘦素分子中第 100 位的 Glu 残基，由于被 Trp

取代而形成的一种瘦素变异体,这种变异体具有溶解度较高、易于结晶并与瘦素的生物活性相似等特点,借此弥补了瘦素分子容易大量聚集且不易结晶的不足,使人们能够对瘦素的结晶结构进行足够充分的研究。瘦素 E100 晶体结构研究表明:瘦素分子基本是有序排列,包含 4 个 α-螺旋,分别位于 Pro2～His26、Leu51～Ser67、Arg71～Lys94 和 Ser120～Ser143。在 Ser120～Ser143 螺旋的最后一个螺旋转角处(Leu139 和 Glu140 之间)有一个小的扭折,它可以使这些 α-螺旋直接紧密接触区域最大化。在 Leu107～Glu115 之间有一个小的变形螺旋片段,形成一个疏水性的帽状结构,并且覆盖于 Leu51～Ser67 和 Ser120～Ser143 螺旋束的表面,这可能是瘦素蛋白模式内在化的结构特征。

3. 瘦素分子的三级结构

Madej 等(1995)和 Kline 等(1997)认为瘦素分子属于短螺旋细胞因子家族。但是 Zhang 等(1997)的研究结论与他们相反,认为瘦素分子属于长螺旋细胞因子家族。Zhang 等人对瘦素 E100 晶体结构的研究表明:瘦素蛋白包裹呈六角形的单体形式,大小为 $2.0nm \times 2.5nm \times 4.5nm$。瘦素分子的 4 个 α-螺旋,通过螺旋 Pro2～His26、Leu51～Ser67 之间和螺旋 Arg71～Lys94、Ser120～Ser143 之间两个长的无规卷曲链和螺旋 Leu51～Ser67、Arg71～Lys94 之间一个短的无规卷曲链相连,折叠成为不寻常的"升-升-降-降"的束状形式,形成 Pro2～His26 和 Ser120～Ser143 以及 Leu51～Ser67 和 Arg71～Lys94 两层相互包裹的反螺旋对,两层间的倾斜角大约为 20°,螺旋间的夹角在 $-152°$ 和 $-161°$ 之间,两个长的无规卷曲链 Pro2～His26、Leu51～Ser67 和 Arg71～Lys94、Ser120～Ser143 位于 4 个螺旋束所形成的 Leu51～Ser67 和 Ser120～Ser143 面的同一侧,连接螺旋 Arg71～Lys94 与 Ser120～Ser143 的无规卷曲结构中的变形螺旋,几乎与四螺旋束的轴心相垂直。这些试验结果表明，瘦素分子与长螺旋细胞因子家族的结构极其相似。并且Hiroike等在之后成功构建了瘦素以及瘦素受体复合物的结构模型，这进一步证明了瘦素分子为长螺旋细胞因子家族。

三、瘦素的产生部位

瘦素专一性地诱导瘦素受体的生成。在野生型小鼠的肝中，瘦素处理使瘦素受体mRNA表达水平显著增加。RT-PCR结果显示，肝中编码短型瘦素受体（OB-Ra和OB-Rc）的mRNA表达增加25倍，编码长型瘦素受体（OB-Rb）的mRNA表达增加10倍（Cohen等，2005）。OB-Ra和OB-Rb是短期的膜蛋白，它们在许多组织中共表达。间接免疫荧光方法研究瘦素受体的亚细胞分布显示：OB-Ra和OB-Rb在细胞内3个位置被检测到，分别是质膜、核周腔以及外周的胞内体中。激光扫描共聚焦显微结果显示，在核周腔，瘦素受体染色与高尔基网标记物GFP-ci-MPR以及主要定位于高尔基网的AP-1适配体复合物的亚基γ-衔接蛋白共表达；核周腔中瘦素受体的染色还与高尔基体的标记物GM-130部分共定位，但是大多数瘦素受体位于其邻近的成分中。这些数据表明瘦素受体在核周腔定位于高尔基网中，少量位于高尔基体内。胞内体中瘦素受体染色与早期胞内体的标记物EEA-1共定位，表明除了质膜和高尔基网，瘦素受体还稳定存在于胞内体中。

瘦素受体主要在内质网中合成，经信号分选运送到质膜或保留在胞质中，直接在细胞内被酸性溶酶体降解。在瘦素受体转运到细胞表面的过程中，胞浆结构域不起主要作用，瘦素受体跨膜结构域的改变导致转运到细胞表面的受体显著增加，表明跨膜结构域中包含生物合成途径中保留或分选到细胞表面的结构信号（Belouzard等，2004）。瘦素受体的半衰期很短。受体配体相互作用后，许多细胞表面受体通过配体诱导的内吞作用下调，但是瘦素受体的内吞作用不依赖于配体。OB-Ra和OB-Rb内吞起始速率相似,表明这两个受体亚型的内吞作用机制相似。瘦素受体的内吞信号可能定位于胞内区结构域中,因为这一结构域缺失导致内吞作用显著降低。但是在瘦素受体的胞内区结构域中不存在已知的内吞信号,可能这一类受体中存在新的内吞信号。Belouzard等进行抗体吸收试验发现,细胞内摄作用后,瘦素受体的抗体在胞内体中被检测到,而在高尔基体以及高尔基网中均没有检测到抗体存在,表明细胞表面受体在内吞作用后不能再循环到高尔基网,因此核周腔中所观察到的呈稳定状态的染色可能是新合成的受体正在运送到细胞表面的途中(Belouzard等,2004)。莫能菌素是高尔基体中干扰膜转运的离子载体,表达OB-Ra的细胞用莫能菌素处理1h后,核周腔染色显著提高。这些结果也证明核周腔中的瘦素受体是新合成的。

四、瘦素及其受体的表达调控

1. 瘦素的表达调控

瘦素的表达和分泌受多种因素的调节,如炎症细胞因子、糖皮质激素和胰岛素。此外,脂肪组织中的交感去甲肾上腺素释放和 β-肾上腺素能受体激活对于瘦素注射后瘦素基因表达的降低至关重要,也是空腹期间循环瘦素水平降低所必需的。循环瘦素水平也反映了瘦素的生理效力,因此 ob/ob 小鼠对注射的瘦素表现出明显的反应,而高瘦素血症导致瘦素反应减弱。事实上,高瘦素血症对于诱导瘦素抵抗是足够和必要的,即使体重增加和贪食不受高瘦素血症存在与否的影响。总的来说,有令人信服的证据表明,高瘦素血症会导致瘦素抵抗,但瘦素抵抗对全身能量平衡和肥胖发展的重要性仍有待最终解决。

瘦素 mRNA 的表达受到 *ob* 基因启动子、C/EBP 及 PPARγ 的调节。瘦素 mRNA 的水平与营养情况有关,短时间的禁食可降低瘦素的 mRNA 水平,重新进食能快速恢复到原先的水平。

胰岛素分泌的变化能引起瘦素分泌的相应变化。胰岛素能促进瘦素 mRNA 的表达。瘦素是由脂肪组织分泌的信号，作用于中枢神经系统，调节能量代谢，使人和动物的体脂保持相对稳定。能量摄取的增加和消耗的减少，引起脂肪细胞体积增加和机体脂肪量的增加，从而脂肪细胞合成和分泌瘦素的能力增强。Ob/ob 突变系小鼠的表现同下丘脑腹侧正中区损伤动物的表现类似，说明瘦素可能作用于中枢神经系统来抑制动物的食欲。循环中的瘦素经脑脉络膜丛的受体，到达脑脊液，再到下丘脑与瘦素受体结合，激活细胞内的 Jak-Stat 通路，使很多基因活化或失活，使神经肽 Y 产生减少，或通过其它途径使食欲下降、能量消耗增加、体重减少，并使机体脂肪量减少来维持能量的平衡。瘦素受体 mRNA 的各种可变剪切所编码产生的蛋白都能和瘦素结合，但其胞浆段有所不同。最长的异构体 b 是目前已知唯一能激活 Jak-stat 通路的瘦素受体。不表达异构体 b 的鼠类瘦素受体基因（也称为 db 位点）的等位基因发生突变动物的表型和完全缺乏瘦素的大鼠的表型相同。有理由认为异构体 b 参与调节瘦素的全部生物学作用。但 Cohen 在人的肝脏和培养的肝细胞瘤细胞中只找到异构体 a，异构体 a 并不能激活 Jak-stat 通路；但也有人称在鼠的肝脏中找到异构体 b。

2. 瘦素/瘦素受体介导 JAK-STAT 信号通路

（1）JAK-STAT 信号通路　JAK-STAT 信号通路是 Leptin/LEPR 介导的主要信号通路，由 Janus（JAK）激酶与信号转导和转录激活因子（Signal transducer and activator of transcription，STAT）蛋白相互作用而形成。在 JAK-STAT 信号通路中，JAK 家族基因主要起到了磷酸化酪氨酸（Tyr）残基的作用。而 STAT 蛋白家族与 Tyr 磷酸化信号通过级联反应进入细胞核，并结合到 DNA 上进而调控基因的转录水平（Margetic 等，2002；Unger 等，2003；Higuchi 等，2005）。具体来看，Leptin 作为该信号通路的启动因子，其与 LEPR 结合后形成的

LEPR复合物能够吸引胞浆内非受体型酪氨酸激酶JAK家族（主要是JAK2），引起转磷酸作用，使LEPR上的Tyr985和Tyr1138位点均被磷酸化，形成STATs结合域。STATs（主要是STAT3）的SH2结构同STATs结合域上的Tyr残基结合后，再次被JAK磷酸化，进而与LEPR分离。而活化后的STAT3形成同源或异源二聚体则能够转入细胞核，与DNA上的特定转录调控区域结合，参与和调节下游基因的转录（Margetic等，2002；Unger等，2003；Higuchi等，2005）。Leptin通过LEPR激活STAT3启动下游基因转录的这条通路是较为直接的，因为其信号传递的级联较短。在哺乳动物中，活化的STAT3对神经肽Y（NPY）有重要的调节作用，而NPY在采食调控中起到至关重要的作用，是公认的促食欲因子。有研究表明，*NPY*基因的启动子区域有STAT3的结合位点；在体外，Leptin/LEPR激活的STAT3复合物可以停泊到该结合位点激活*NPY*的转录；在体内，由于活化的STAT3同时激活*SOCS3*基因的转录，而*SOCS3*强抑制*NPY*基因的转录，最终表现为Leptin通过STAT3-SOCS3下调脑组织中*NPY*基因的表达，从而发挥抑制摄食的作用（Higuchi等，2005）。Leptin/LEPR通过激活STAT3还可以间接上调参与PPAR代谢通路的线粒体解偶联蛋白2（UCP2）基因、编码类视黄醇基因、过氧化体增殖物激活型受体γ（PPARγ）基因等，从而影响机体的能量代谢（Han等，2004）和脂肪酸调节（Fan等，2006）。

（2）瘦素/瘦素受体介导AMPK信号转导途径　在动物体内，AMPK的活性受机体能量水平的调节。当机体内消耗能量、细胞内ATP含量降低、AMP升高时，AMPK的活性升高。AMPK自身的磷酸化和激活受AMPK激酶（AMPKK）的催化，而组织中的蛋白磷酸酶-2C（PP2C）能够使已磷酸化的AMPK去磷酸化而失去酶的活性（Hardie等，1997）。AMP作为AMPK的特异激活剂，具有四个方面的作用（Hardie等，

1998）；直接变构激活 AMPK；与未发生磷酸化的 AMPK 结合，使 AMPKK 更易于催化 AMPK；与磷酸化的 AMPK 结合，使 PP2C 不易催化 AMPK；直接激活 AMPKK。Leptin/LEPR 介导的 AMPK 信号转导途径主要有两条（图3-1）：一条是以 JAK-STAT3 为基础的 AMPK 信号转导途径，Leptin 最终通过抑制 AMPK 的激活进而抑制 *NPY/AgRP* 的表达来影响采食和能量输出，该途径主要发生在下丘脑中；另外一条是 Leptin/LEPR 激活 AMPKK，AMPKK 催化使 AMPK 磷酸化，磷酸化的 AMPK 抑制 ACC 的活性，从而减少丙二酰辅酶 A 的合成使 CPT-1 激活，进而增加脂肪酸在外周组织的氧化。在这两条途径中，Leptin/LEPR 对 AMPK 的作用是相反的，作用机制也不相同。在肌肉组织中，Leptin/LEPR 通过 AMPKK 来选择性激活骨骼肌中的 AMPKα2 亚基，使 AMPKα 亚基中的 Thr172 磷酸化，进而激活 AMPK（Minokoshi 等，2002；Minokoshi 等）。激活的 AMPK 可以磷酸化 ACC 的 79 位丝氨酸从而使 ACC 失去活性，抑制 ACC 的功能。ACC 可以催化在糖酵解中产生的乙酰辅酶 A 合成丙二酰辅酶 A，而丙二酰辅酶 A 在脂肪酸碳链延长酶系作用下不仅能够进一步合成长链脂肪酸，还能够抑制 CPT-1，阻止长链脂肪酸转移至线粒体内膜，减少脂肪酸的氧化。因此，ACC 失去活性后可以减少丙二酰辅酶 A 的合成，解除了对 CPT-1 的抑制，激活了 CPT-1，促进肌肉组织的氧化供能（Jeukendrup 等，2002）。在哺乳动物下丘脑中，Leptin/LEPR 抑制 AMPK 的活性，增加了 ACC 的活性，导致丙二酰辅酶 A 水平上升，降低 CPT-1 的活性；但同时降低了 *NPY* 等食欲增强因子的表达，进而导致采食降低（Aguilera 等，2008）。综上，Leptin/LPER 在启动 JAK-STAT 通路中扮演了重要角色，同时 JAK-STAT 通路作为信号转导的重要通路，对 AMPK 代谢通路等起到了起始信号的作用。Leptin/LEPR 通过这些信号通路达到其对生物体的调控作用。

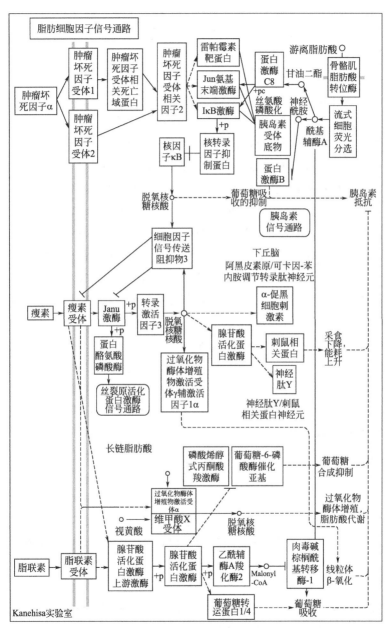

图 3-1 Leptin/LEPR 介导的 AMPK 信号转导通路图

五、瘦素及其受体的生物学功能

1. 瘦素的生物学功能

研究表明，瘦素能够对下丘脑-垂体-肾上腺（HPA）轴产生一系列影响，下丘脑-垂体-肾上腺轴由下丘脑和垂体前叶组成，它们分别释放促肾上腺皮质激素释放激素和促肾上腺皮质激素（ACTH），以调节人类皮质醇或啮齿动物皮质酮从肾上腺皮质的释放。反过来，皮质醇/皮质酮在应激反应中增加血糖，并抑制ACTH的进一步释放。在 ob/ob（Garthwaite 等，1980）和胰岛素缺乏（Perry 等，2014；Perry 等，2017）的小鼠中，与对照组相比，循环 ACTH 和皮质酮升高，而给予瘦素可降低这些激素的水平（Garthwaite 等，1980；German 等，2010）。已在人类和啮齿动物的下丘脑、垂体前叶和肾上腺皮质中检测到 LepRb mRNA 的蛋白表达（Lee 等，1996；Burguera 等，2000）。此外，瘦素还可以抑制牛（Bornstein 等，1997）、大鼠和人（Pralong 等，1998）肾上腺皮质细胞原代培养物中 ACTH 刺激的皮质醇或皮质酮释放，这表明瘦素也可能直接影响 HPA 轴内的肾上腺皮质细胞。此外，注射链脲佐菌素（STZ）的糖尿病小鼠的 ICV 瘦素标准化皮质酮水平，表明 HPA 轴的抑制也可通过中枢神经系统介导（German 等，2011）。据推测，瘦素通过降低循环皮质酮水平使血糖正常化。Morton 等（2015）发现，通过肾上腺切除术降低 STZ 糖尿病大鼠的循环皮质酮水平并不能阻止 STZ 诱导的血糖升高，而 Perry 等（2017）证明肾上腺切除术可以有效降低 STZ 糖尿病大鼠的血糖水平。这些研究之间的差异可能是由于 Morton 等（2015）提供的蔗糖水对肾上腺切除大鼠的影响。为了重现这些情况，Perry 等（2017）向切除肾上腺的大鼠提供蔗糖水，这导致在缺乏皮质酮的情况下瘦素无法降低血糖水平。此外，在阻止皮质酮下降的情况下，瘦素仍然能够降低 STZ 糖尿病大鼠的血糖（Morton 等，2015）；然而，当 Perry 等（2017）采用相同的策略时，瘦素的降糖作用基本上被阻断。尽管两项研究都使用 STZ 来消耗大鼠的胰岛素水平，但 Perry 等（2017）报道的胰岛素水平低于 Morton 等（2015）。当 Perry 等（2017）向 STZ 糖尿病大鼠注射胰岛素以匹配 Morton 等（2015）报道的胰岛素水平时，他们发现瘦素的降糖作用被阻止，这表明两项研究中瘦素治疗成功率的差异可能是由于胰岛素水平降低所致。Perry 等（2017）认为 HPA 轴对于瘦素治疗的降糖效果至关重要；然而，这是在注射 STZ 后 24h 和隔夜禁食后评估的。因此，目前尚不清楚在已建立的 STZ 糖尿病模型中，瘦素是否会通过 HPA 轴使血糖正常化。有趣的是，在完全胰岛素缺乏的瘦素治疗的小鼠中，皮质酮在高血糖喂养状态下正常化，但小鼠通过增加皮质酮对空腹低血糖表现出强烈的反调节反应，证明降低血糖并不伴随较低的皮质酮水平（Neumann 等，2016）。因此，瘦素通过降低皮质酮水平降低血糖的能力可能取决于喂养状态、胰岛素水平或糖尿病持续时间。

最近的证据表明，瘦素对脂肪分解和糖异生底物生成也能造成一定程度的影响。瘦素能够促进脂肪酸和甘油的释放，进而影响肝脏葡萄糖的输出，并在瘦素的降糖作用中发挥作用（Perry 等，2014；Perry 等，2017）。然而，与胰岛素缺乏型糖尿病小鼠相比，瘦素对瘦素和 ob/ob 小鼠脂肪分解的影响存在显著差异。在瘦素缺乏和瘦肉型啮齿动物中，瘦素治疗导致 WAT 质量损失（D'souza 等，2014；Commins 等，2001）。瘦素或与瘦素一起急性培养的 ob/ob 小鼠的脂肪细胞的甘油释放增加，表明脂肪分解增加。此外，注射单次瘦素的啮齿动物或 ob/ob 小鼠在体内表现出血浆甘油和脂肪酸的增加（Shen 等，2007），以及体外甘油释放的增加（Fruhbeck 等，1998）。相反，在患有未控制糖尿病的胰岛素缺乏啮齿动物中，瘦素治疗降低了血浆甘油和脂肪酸水平。此外，禁食胰岛素缺乏大鼠的瘦素治疗减少了全身甘油、棕榈酸和β-羟基丁酸的周转，这表明脂肪分解减少。将皮质酮提高到糖尿病大鼠的水平，这些变化被逆转。添加甘油三酯脂肪酶抑制剂阻止皮质酮的脂解作用，表明瘦素通过减少皮质酮抑制脂解。然而，这些观察是在STZ糖尿病发病（24h）时进行的，应通过慢性高血糖模型的研究予以证实。总之，在胰岛素存在的情况下，瘦素增加脂肪分解；然而，当胰岛素耗尽时，瘦素抑制脂肪分解。脂肪分解的减少会减少甘油和脂肪酸的释放，从而抑制糖异生。

2. 瘦素受体生物学功能

（1）瘦素受体与2型糖尿病合并高血压　T2DM患者表现出高血糖以及高胰岛素血症，产生IR。LEP对血糖稳态有很强的影响。瘦素直接参与葡萄糖稳态的最早证据来自瘦素或瘦素受体缺乏的小鼠。ob/ob缺乏小鼠都有高INS血症和FPG。脑LEP作用的降糖作用存在INS依赖和非依赖性机制。考虑到INS在调节血糖稳态方面的既定作用，一些实验证实LEP能改善INS敏感性（张代民等，2004）。然而，除了这种INS增敏作用外，最近的研究表明LEP也能降低血糖水平，而不依赖于胰岛素。这种INS非依赖性的作用在切除胰腺β-细胞和胰岛素缺乏症的小鼠和大鼠中得到了令人信服的显示，在STZ治疗中，中枢LEP使其重度高血糖完全恢复正常。以上均支持伴随DM发展伴有高LEP血症。LEP反馈系统可控制血压。此外，它还能刺激CNS及RAAS活动（李红等，2005），导致血管收缩。瘦素通过NO和内皮因子释放，诱导血管扩张，对BP产生中性作用。然而，已经证明LEPR存在于血管平滑肌细胞上，这些LEPR被认为是LEP的直接靶点。LEPR基因多态性可能通过LEPR蛋白结构或数量的改变影响BP的变化。

（2）瘦素受体与冠心病　LEPR与冠心病（CHD）存在紧密联系。大量文献显示，LEP、LEPR与CHD呈正相关。在苏格兰（Roszkowska-Gancarz等，2015）前瞻性研究的397例人群调查中，高LEP血症伴有LEP抵抗，高胆固醇血症男性血浆瘦素浓度升高与未来发生冠状动脉事件的风险增加有关。事实上，在高加索北部地区调查中（Ren等，2002），LEPR的重要性与经典的危险因素对冠心病的作用一样强。更重要的是，加拿大（Vahratian等，2009）人群中发现LEPR的预测值几乎不受BMI调整的影响，甚至在经典冠心病危险因素调整后仍保持不变。最后，进一步的研究表明，瘦素可能和CRP一样，亦是反映低级别慢性炎症状态的标志，LEPR保持了与CHD显著的关联风险（Li等，2011），进一步明确了高瘦素血症影响大血管LEPR功能，导致其表达出现变化，从而对血管供血及收缩产生影响。苏格兰（De等，2018）普查的结果与来自北欧的一项小型回顾性病例对照研究的结果一致。该研究报告说，血浆LEP浓度及LEPR受体结构发生变化，表达异常，这是首次急性心肌梗死和首次出血性中风的独立危险因素。而在苏格兰人群中，LEP及LEPR仍然是BMI调整后的预测未来冠状动脉事件的风险因素，甚至将这些传统的危险因素（TG、LDL）与空腹血糖进入多因素分析，LEPR作为预测指标的意义依然存在。王先梅（2012）等学者探讨了CHD病人与LEP、LEPR的关系，依据Gensini评分，发现冠脉病变与其LEP呈正相关，而可溶性LEPR在病变重组中则少。以上研究均支持了LEPR与CHD存在明显相关。但在国外还有研究证实，在魁北克家庭心血管疾病研究中，LEPR的表达未受影响，并不是缺血性心脏病的预测因素。LEPR不太可能具有直接致动脉硬化的特性。这种差异的原因不明。然而，值得注意的是：①在其选取冠心病样本中仅包括有心肌梗死或冠状动脉血管重建术的病例，但魁北克（Nowzari等，2018）的研究包括到达"较软"的终点，如稳定性心绞痛和冠状动脉供血不足。这些可能与LEPR没有那么强烈的联系。②魁北克的研究样本较小（86例，95例对照）。为明确我国人群LEPR与CHD关系，仍需进一步完善相关调查。

(3) 瘦素受体与 BMI　作为肥胖的重要参考指数，BMI 用于评价各种代谢综合征及脂肪组织的相关调查及研究，LEP、LEPR 为其中重要的调节激素之一。中枢神经系统（CNS）通过响应 INS 和 LEP 等激素循环水平的变化（张明军，2010），以及能量平衡和食物摄入的关键调节因子，与位于血管内壁、肝脏、CNS 的 LEPR 等受体协同调节共同控制食物的摄入，也可以通过调节外周代谢的食欲肽（例如神经肽 y/NPY）和厌食神经肽（如前阿片糖皮质素，POMC）的表达来实现，这些神经肽在控制饮食及能量中发挥着至关重要作用。Hill 在 POMC 神经元缺乏 LEPR 的小鼠的研究中表明，这些小鼠较 LEPR 正常小鼠组发生了全身 IR 及肥胖（颜也夫，2018）。此外，神经元特异性阻断 LEPR 的小鼠会发展成肥胖和轻度 IR 及高甘油三酯血症，促进脂肪组织的产生。在出生时喂食 HFD 的啮齿动物幼犬，其神经肽 POMC 的 mRNA 表达及 LEPR、信号转导子和转录激活因子 3（STAT3）的表达均下降，导致非常早期的中枢食欲控制失调，这可能导致后期肥胖的发展。

(4) 瘦素受体与胰岛素抵抗　IR 为代谢综合征（包括肥胖、T2DM、HTN、血脂异常等）公认的病因。对人类和动物的研究表明（诸帆，2018），IR 与 LEPR 的永久和渐进变化有关，这些变化可能导致糖耐量的丧失和 T2DM 及相关大血管病变（HTN、冠心病、缺血性心肌病）的进展。LEPR 在 IR 的进展中起到重要作用，由于 LER 与 INS 可以通过反馈调节血糖及控制进食维持人体循环。LEPR 的表达下降或数量的缺失可以导致 LEP 的升高，进而 INS 上升，发展为高胰岛素血症，导致 INS 受体及传导通路出现障碍及表达缺失；伴随 IR 进展，进一步刺激 INS 和 LEPR 分泌，加重 LEPR 功能的下降，促进 T2DM 及大血管病变的进展。Hill（Almeida 等，2018）和他的同事在一项对 POMC 神经元缺乏胰岛素和瘦素受体的小鼠的研究中表明，这些小鼠发生了全身胰岛素抵抗。此外，神经元特异性阻断 INS

受体的小鼠会发展成肥胖和轻度IR及高TG血症。一些研究人员报道了空腹时LEP较餐后分泌明显低，血浆LEP与INS之间的相关性。而其他人则表明，高瘦素血症与IR无关，LEP水平的低下直接引起INS敏感性的下降，LEP与LEPR之间的信号传递还降低了人体内相关INS底物以及Akt2蛋白激酶b（AKT）的磷酸化和蛋白水平，影响INS信号传递导致IR产生与发展。德国研究人员在小白鼠试验中发现（De等，2005），在392例肥胖小鼠中发现213例瘦素水平低下，给予注射LEP，半年后观察小鼠，发现171例INS较以前下降50%以上。LEP、LEPR与IR之间关系仍需进一步研究（Manzella等，2002）。下丘脑神经元对瘦素和胰岛素反应的逐渐丧失是一种共同的机制，将LEP、LEPR和IR的发展联系在一起，并增加了以后患肥胖症和T2MD的风险。

（5）瘦素受体与血脂　LEP、LEPR在脂肪中发挥作用，与IR和代谢综合征多项指标相关。瘦素是由脂肪组织产生的，在新陈代谢、免疫和炎症中起着多种调节作用。血管内长期高血脂水平，其中LDL等会破坏血管内皮，产生类似炎症的状态。De-le研究了51名肥胖儿童，LEP与血管内的脂类物质及自身受体数量呈负相关（Almeida等，2018；Ceccarelli等，2018；Leprêtre等，2018）。其他研究也报道了不同LEPR基因型的脂质参数的变化。在中国人群中，AA和AG基因型与血脂异常有关，HDL-C水平显著降低。多米尼格斯-雷耶斯等人研究表明，在Gln223Arg的AA和AG基因型的存在下，膳食脂肪的摄入量改变了青年人群发生高脂血症的风险，均证实LEPR和血脂变化及炎症反应相关。Hebel等人发现在高血脂情况下，LEPR的表达下降，进而影响T2DM、心脑、支气管疾病的进展（Hebel等，2018）。

（6）瘦素受体与糖化血红蛋白　T2DM患者长期处于高血糖状态，严重影响血管内皮因子的效用及相关激素及受体的功能。当T2DM控制不善时，导致先天免疫系统疾病（白华，2018），表现为慢性低度炎症。众所周知，由于血糖控制不佳而产生的代谢终产物会上调先天免疫系统功能，从而导致炎症的发生，从而影响血管内皮因子的释放及传导，进而收缩舒张血管。许多研究表明（诸帆，2018），在FPG个体中，CRP、白细胞介素-6（IL-6）等炎症标志物的循环水平是DM未来发展的独立预测因子。此外，血管内皮受体、信号发生会刺激血管变化，进而使各种介质变化，如血清淀粉样蛋白a（s-AA）和CRP及其与肥胖和IR的关系已有文献报道。一个导致血管内炎症的重要因素是高血糖。Mirza等人指出，367名患有T2DM的墨西哥裔美国人，他们的血糖水平范围很广。采用多重ELISA法检测细胞因子（IL-6、TNF-α、IL-1β、IL-8）和LEP的变化，数据表明，整个DM与IL-6、LEP、CRP和TNF-α的升高密切相关，血糖控制的恶化则与高水平的IL-6、LEP呈线性正相关。邓肯及其同事最近发表的一份报告发现，LEP及LEPR与血糖水平密切相关，是高危人群糖尿病的一个强有力的预测因素。DM患者血糖控制不足及其相关炎症与心肺发病有关。徐瑾（Yang等，2018）等人在研究大鼠模型中内皮素受体拮抗剂CPU0213的干预作用中发现高糖使血管组织内OB-Rb mRNA上调，较正常对照组升高了97%，经CPU0213干预，OB-Rb mRNA表达无变化。表明OB-Rb mRNA表达与血管功能无关。但经NAT等研究证明，CPU86017多离子通道的阻断和抗氧化作用下调了瘦素通路和ET系统，逆转了CHF患者SERCA2a和PLB的表达异常和心脏功能，进而影响血管功能。以上研究进一步明确了瘦素受体功能受血糖控制水平影响，并且对T2DM患者大血管病变有预测价值。

3. 瘦素受体与瘦素抵抗

瘦素抵抗是指机体组织对瘦素的调节作用不敏感或无反应。瘦素抵抗与人类肥胖的发生密切相关。由于当今肥胖是一种高发病，所以成为研究的热点。研究证实，很多肥胖的群体不是由于瘦素缺乏（Pelleumounter 等，1995）。用合成瘦素治疗肥胖患者无明显的效果，也更加证实了瘦素抵抗的存在（Heymsfield 等，1999）。瘦素抵抗的发生机制可能为：

（1）基因变异　肥胖基因变异使瘦素分子结构异常，从而导致瘦素的生理作用减弱，依据信号传导的负反馈机制，该变异可以导致高瘦素血症和瘦素抵抗。瘦素受体的变异也可以产生类似效果（Farooqi 等，2007）。

（2）自身调节　瘦素作为一种激素，可以调节自身受体和信号传导路径。瘦素受体下调可能导致病理性瘦素抵抗（Zhang 等，2006；Sandrine 等，2004）。有研究表明，在食物诱导的肥胖动物模型中下丘脑的瘦素受体表达下调和信号传导减弱（Wilsey 等，2004）。已经有试验证实中枢的瘦素浓度增高直接导致瘦素受体表达下调和敏感性下降（Wilsey 等，2002）。当高瘦素血症时，瘦素受体的表达量可能下降，因此，机体的自身调节作用可以导致瘦素抵抗。

（3）进入组织障碍　瘦素需要进入特定靶部位才能发挥生理作用。目前瘦素进入中枢神经系统的运输比较一致的观点是，经血脑屏障上的 Ob-Ra 进入中枢神经系统（Banks 等，1996），因为转运载体具有饱和特性，当存在转运障碍时，血脑屏障等组织可使瘦素进入靶组织减少，从而导致瘦素抵抗。这也可以解释高瘦素血症的鼠和人的脑脊液与血浆瘦素比值下降（Van 等，1997；Schwartz 等，1996）。向脑脊液中注入瘦素短期内可以降低体重。

（4）细胞内和血液循环中物质干扰　瘦素的生理信号传导的主要途径是 JAK/STAT 途径，这其中涉及大量的蛋白质和细胞因子，若传导通路信号分子受到干扰，有可能导致信号传导减弱，从而发生瘦素抵抗。酪氨酸特定部位的磷酸化可以调节细胞内瘦素信号传导（Lund 等，2005；Cheng 等，2002）。某些相关的细胞因子，如 SOCS（Lavens 等，2006）、JAK 结合蛋白（Endo 等，1997）以及 SHP2（Fairlie 等，2003），均有调节细胞内信号传导的作用，其作用主要是导致瘦素的生物活性减弱，可引起瘦素抵抗。

六、瘦素的多态性研究

1. 瘦素对猪和大鼠原代肝细胞葡萄糖代谢的调节

通过比较瘦素对猪和大鼠肝细胞培养中糖异生的影响，并在磷酸烯醇式丙酮酸羧激酶（PEPCK）水平上研究其潜在作用机制（Priya 等，2004）。在大鼠肝细胞中，瘦素暴露 3h（50nmol/L 和 100nmol/L）分别使胰高血糖素刺激的肝糖异生作用减弱 35% 和 38%（$P<0.05$）。然而，瘦素对猪肝细胞没有任何明显的急性作用。在胰高血糖素或地塞米松存在下培养的大鼠或猪肝细胞中，瘦素暴露 24h 对糖异生没有产生任何显著影响。从机制上讲，在大鼠胰高血糖素诱导的 PEPCK mRNA 水平下降了 25%~35%（$P<0.05$），而在与瘦素一起培养的猪肝细胞中没有下降。这种对 PEPCK 转录水平的影响不是由于瘦素受体相对丰度的改变或 PEPCK 对 cAMP 的反应能力改变而引起的。瘦素对猪和大鼠肝细胞糖异生作用的不一致性表明瘦素作用在物种间存在差异。此外，瘦素在猪肝细胞中的独特作用表明了该模型系统在生物医学研究中的实用性，也强调了比较研究的价值。

2. 瘦素及瘦素受体长型基因在妊娠猪垂体中的表达

瘦素是包括垂体在内的多种组织中的多功能调节因子。目前尚不清楚猪垂体是否是瘦素合成的来源，是否具有瘦素受体蛋白。这些蛋白在垂体中的表达水平与母猪的生理状态之间是否存在关系，也是未知的。Western blotting 分析结果显示，猪垂体前叶（AP）在黄体晚期的瘦素蛋白表达高于黄体中期，而 OB-Rb 蛋白在黄体中期的表达高于黄体晚期。反过来，在怀孕期间，

AP 中的瘦素蛋白含量和垂体后叶（NP）中的 OB-Rb 蛋白含量在第 14～16 天比在第 30～32 天更为显著。在黄体中期和前后两个怀孕期之间，对 AP 中瘦素和 OB-Rb 蛋白表达水平的比较结果显示，在妊娠阶段刺激瘦素蛋白表达但抑制 OB-Rb 蛋白表达。以黄体后期的 AP 为参照点，发现在妊娠早期刺激瘦素表达，而在妊娠 30～32d，激素及其受体的表达均减少。反过来，比较黄体晚期与妊娠 14～16d 或 30～32d 之间 NP 中瘦素和 OB-Rb 蛋白表达水平，发现妊娠期间瘦素蛋白表达受到抑制，OB-Rb 蛋白表达受到刺激。此外，在发情周期和妊娠这两个阶段，ISH 研究定位了瘦素和 OB-Rb mRNA 在 AP 细胞和 NP 组织中的表达。以上结果表明，瘦素在猪的垂体内产生，并可能在发情周期的黄体期和妊娠早期以自分泌/旁分泌的方式参与该腺体功能的调节。

3. 瘦素及瘦素受体在青年猪和成年猪的睾丸和附睾中表达

最近的研究表明（Vittoria Rago 等，2009），瘦素也是人类和啮齿动物雄性生殖的调节信号。免疫定位显示瘦素及其受体仅局限于未成熟睾丸的间质区，而这两种蛋白均在睾丸间质细胞和成熟性腺的生精小管中检测到。附睾组织的免疫染色显示，瘦素在未成熟猪的上皮细胞中缺失，但在成熟猪附睾的所有三个区域都存在，但在尾部仅有轻微信号。相反，在未成熟和成熟附睾的所有上皮细胞中均观察到瘦素受体。组织提取物的 western blot 分析检测到瘦素的 16kDa 带和瘦素受体的五/六个亚型，范围从 120～40kDa。以上结果提示瘦素可能参与猪雄性生殖结构的内分泌或自分泌/旁分泌控制。

4. 不同品种猪瘦素及其受体基因表达的比较研究

瘦素是食欲、能量代谢和生殖的重要调节因子，主要在脂肪细胞中合成，然后分泌到血液中（Georgescu，2014）。瘦素受体被归类为 I 型细胞因子受体，因为它与 IL-6 受体具有结构同源性。与所有其他品种相比,马加利萨的 lep 基因呈高表达,而 lepr 基因在马加利萨中的表达呈中等水平,合成品系 LS-345 和 LSP-2000 中的 lep 和 lepr 的表达水平均有所增加。通过对 Mangalissa 品种不同组织中 lepr 基因表达的比较分析,发现肝脏和肾脏中的表达水平升高,而在大脑和肌肉中的表达最低。以上结果表明,Mangalissa 种群表现出瘦素抗性,这可能与该品种的非典型形态生产特征有关,例如平均产仔率较低以及具有强烈的脂肪积累倾向等。

5. 妊娠母猪血浆瘦素和催乳激素的监测

瘦素在妊娠繁殖母猪中的作用机制尚待阐明。在妊娠繁殖母猪中,通过饮食策略控制贪食(Saleri 等,2015)。结果表明,血浆催乳素(PRL)在妊娠的大部分时间处于低水平,在分娩前的 2 周内升高($P<0.05$),而孕酮水平在妊娠的 30d 达到最高,在分娩时降低($P<0.05$)。皮质醇水平在分娩时达到峰值($P<0.05$)。瘦素在胎盘中表达,其中受体表达分析显示存在短型,但不存在长型。瘦素和 PRL 浓度在妊娠中期($r=0.430$;$P<0.001$)和晚期($r=0.687$;$P<0.001$)呈正相关,在妊娠早期与孕酮浓度呈正相关($r=0.462$;$P<0.05$)。在妊娠晚期,瘦素和皮质醇之间呈正相关($r=0.585$;$P<0.001$)。以上结果表明,在限制喂养的妊娠母猪中,瘦素水平从妊娠中期结束到分娩期间升高,证实了瘦素抵抗的存在。瘦素和催乳激素在母猪怀孕的不同阶段之间存在相关性。催乳激素在其分泌中表现出妊娠特异性变化,并且可能参与调节瘦素信号。

参考文献

[1] Aguilera C M, Gil-Campos M, Cañete R, et al. Alterations in plasma and tissue lipids associated with obesity and metabolic syndrome [J]. Clin Sci, 2008, 114: 183-19335.

[2] Akbari H, Asadikaram G, Jafari A, et al. Atorvastatin, losartan and captopril may upregulate IL-22 in hypertension and coronary artery disease: the role of gene polymorphism [J]. Life Sciences, 2018, 207: 142.

[3] Banks W A, Kastin A J, Huang W, et al. Leptin enters the brain by a saturable system independent of insulin [J]. Peptides, 1996, 17: 305-311.

[4] 白华. 妊娠糖尿病的护理干预研究 [J]. 医疗装备, 2018 (6).

[5] Berthoud H R, Zheng H, Shin A C. Food reward in the obese and after weight loss induced by calorie restriction and bariatric surgery [J]. Annny Acad Sci, 2012; 1264 (1): 36-48.

[6] Campfield L A, Smith F J, Guisez Y, et al. Recombinant mouse OB protein: evidence for a peripheral signal linking adiposity and central neural networks [J]. Science, 1995, 269 (5223): 546-549.

[7] Chandran M, Phillips S A, Ciaraldi T, et al. Adiponectin: more than just another fat cell hormone? [J]. Diabetes Care, 2003, 26: 2442-2450.

[8] Cheng A, Uetani N, Simoncic P D, et al. Attenuation of leptin action and regulation of obesity by protein tyrosine phosphatase 1B [J]. Dev Cell, 2002, 2: 497.

[9] Coleman D L. A historical perspective on leptin. Nat Med, 2010, 16 (10): 1097-1099.

[10] De Blasio M J, Lanham S A, Blache D, et al. Sex-and bone-specific responses in bone structure to exogenous leptin and leptin receptor antagonism in the ovine fetus [J]. Am J Physiol Regul Integr Comp Physiol, 2018, 314 (6): 781-790.

[11] Endo T A, Masuhara M, Yokouchi M, et al. A new protein containing an SH2 domain that inhibits JAK kinases [J]. Nature, 1997, 387: 921-924.

[12] Fairlie W D, De Souza D, Nicola N A, et al. Negative regulation of gp130 signalling mediated through tyrosine-757 is not dependent on the recruitment of SHP2 [J]. Biochem, 2003, 372: 495.

[13] Fan C, Yan J, Qian Y, et al. Regulation of lipoprotein Ii-pase expression by effect of hawthorn ftavonoids on peroxisome proliferator response element pathway [J]. J Pharmacol Sci, 2006, 100 (1): 51-58.

[14] Farooqi I S, Matarese G, Lord G M, et al. Beneficial effects of leptin on obesity, T cell hyporesponsiveness, and neuroendocrine/metabolic dysfunction of human congenital leptin deficiency [J]. J Clin Invest, 2002, 110: 1093-1103.

[15] Farooqi I S, Jebb S A, Langmack G, et al. Effects of recombinant leptin therapy in a child with congenital leptin deficiency [J]. N Engl J Med, 1999, 341 (12): 879-884.

[16] Frederich R C, Hamann A, Anderson S, et al. Leptin levels reflect body lipid content in mice: evidence for diet-induced resistance to leptin action [J]. Nat Med, 1995, 1 (12): 1311-1314.

[17] Guo K, McMinn J E, Ludwig T, et al. Disruption of peripheral leptin signaling in mice results in hyperleptinemia without associated metabolic abnormalities [J]. Endocrinology, 2007, 148 (8): 3987-3997.

[18] Han D H, Nolte L A, Ju J S, et al. UCP-mediated energy depletion in skeletal muscle increases glucose transport despite lipid accumulation and mitochondrial dysfunction [J]. Am J Physiol Endocrinol Metab, 2004, 286 (3): 347-353.

[19] Harris R B, Zhou J, Redmann S M, et al. A leptin dose-response study in obese (ob/ob) and lean (+/-) mice [J]. Endocrinology, 1998, 139 (1): 8-19.

[20] Hardie D G, Carling D. The AMP-activated protein kinase: fuel gauge of the mammalian cell [J]. Eur J Biochem, 1997, 246: 259-273.

[21] Hardie D G, Carling D, Carlson M. The AMP-activated/SNF1 protein kinase subfamily: metabolic sensors of the eukaryotic cell? [J]. Annu Rev Biochem, 1998, 67: 821-855.

[22] Heymsfield S B, Greenberg A S, Fujioka K, et al. Recombinant lep-

[23] Higuchi H, Hasegawa A, Yamaguchi T. Transcriptional regulation of neuronal genes and its effect on neural functionsaranscriptional regulation of neuropeptide Y gene by Leptin and its effect on feeding [J]. J Pharmacol Sci, 2005, 98 (3): 225-231.

[24] Houseknecht K L, Baile C A, Matteri R L, et al. The biology of leptin: a review. J Anim Sci, 1998, 76: 1405-1420.

[25] Jeukendrup A E. Regulation of fat metabolism in skeletal muscle [J]. Ann N Y Acad Sci, 2002, 967: 217-235.

[26] Kaaks R, Toniolo P, Akhmedkhanov A, et al. Serum C-peptide, insulin-like growth factor (IGF)-I, IGF-binding proteins, and colorectal cancer risk in women [J]. J Natl Cancer Inst, 2000, 92: 1592-1600.

[27] La Cava A, Alviggi C, Matarese G. Unraveling the multiple roles of leptin in inflammation and autoimmunity [J]. J Mol Med, 2004, 82: 4-11.

[28] La Cava A. Proinflammatory activities of leptin in non-autoimmune conditions [J]. Inflamm Allergy Drug Targets. 2012, 11: 298-302.

[29] La Cava A, Matarese G. The weight of leptin in immunity [J]. Nat Rev Immunol, 2004, 4: 371-379.

[30] Lavens D, Montoye T, Piessevaux J, et al. A complex interaction pattern of CIS and SOCS2 with the leptin recptor [J]. Cell Sci, 2006, 119: 2214.

[31] 李红,孙宏勋,胡建峰,等. 2型糖尿病合并冠心病高血压患者的血脂和载脂蛋白水平的比较 [J]. 河北医药, 2005, 27 (12): 906-907.

[32] Li X F, Yan J, Jiang L S, et al. Age-related variations of leptin receptor expression in the growth plate of spine and limb: gender-and region-specific changes [J]. Histochemistry & Cell Biology, 2011, 135 (5): 487-497.

[33] Lund I K, Hansen J A, Andersen H S, et al. Mechanism of protein

tyrosine phosphatase 1B-mediated inhibition of leptin signalling [J]. Mol Endocrinol, 2005, 34: 339.

[34] Matarese G, La Cava A, Sanna V, et al. Balancing susceptibility to infection and autoimmunity: a role for leptin? [J]. Trends Immunol, 2002, 23: 182-187.

[35] Matarese G, Procaccini C, De Rosa V, et al. Regulatory T cells in obesity: the leptin connection [J]. Trends Mol Med, 2010, 16: 247-256.

[36] Margetic S, Gazzola C, Pegg G G, et al. Leptin: a review of its peripheral actions and interactions [J]. Int J Obes Relat Metab Disord, 2002, 26 (11): 1407-1433.

[37] Minokoshi Y, Kim Y B, Peroni O D, et al. Leptin stimulates fatty-acid oxidation by activating AMP-activated protein kinase [J]. Nature, 2002, 415: 339-343.

[38] Minokoshi Y, Kahn B B. Role of AMP-activated protein kinase in leptin-induced fatty acid oxidation in muscle [J]. Biochem Soc Trans, 2003, 31: 196-201.

[39] Mousavinasab F, Tahtinen T, Jokelainen J, et al. Common polymorphisms (single-nucleotide polymorphisms SNP+45 and SNP+276) of the adiponectin gene regulate serum adiponectin concentrations and blood pressure in young Finnish men [J]. Mol Genet Metab, 2006, 87 (2): 147-151.

[40] Myers M G, Cowley M A, Munzberg H. Mechanisms of leptin action and leptin resistance [J]. Annu Rev Physiol, 2008, 70: 537-556.

[41] Myers M G, Munzberg H, Leinninger G M, et al. The geometry of leptin action in the brain: more complicated than a simple ARC [J]. Cell Metab, 2009, 9 (2): 117-123.

[42] Nowzari Z, Masoumi M, Nazari-Robati M, et al. Association of Polymorphisms of leptin, leptin receptor and Apelin receptor genes with susceptibility to coronary artery disease and hypertension [J]. Life Sciences, 2018, 207: 166-171.

[43] Paz-Filho G, Mastronardi CA, Licinio J. Leptin treatment: facts and

expectations [J]. Metabolism, 2015, 64 (1): 146-56.

[44] Pelleumounter M A, Cullen M J, Baker M B, et al. Effects of the obese gene product on body weight regulation in ob/ob mice [J]. Science, 1995, 269: 540-543.

[45] Prolo P, Wong M-L, Licinio J. Leptin. Int J Biochem Cell Biol, 1998, 30: 1285-1290.

[46] Roszkowska-Gancarz M, Jonas M, Owczarz M, et al. Age-related changes of leptin and leptin receptor variants in healthy elderly and long-lived adults [J]. Geriatrics & Gerontology International, 2015, 15 (3): 365-371.

[47] Ren M Q, Wegner J, Bellmann O, et al. Comparing mRNA levels of genes encoding leptin, leptin receptor, and lipoprotein lipase between dairy and beef cattle [J]. Domest Anim Endocrinol, 2002, 23: 371-381.

[48] Sadaf Farooqi I, Teresia Wangensteen, Stephan Collins, et al. Clinical and molecular genetic spectrum of congenital deficiency of the leptin receptor [J]. N Engl J Med, 2007, 356: 237-247.

[49] Sandrine Belouzard, Delphine Delcroix, Yves Rouille, et al. Low levels of expression of leptin receptor at the cell surface result from constitutive endocytosis and intracellular retention in the biosynthetic pathway [J]. Biological Chemistry, 2004, 279: 28499-28508.

[50] Schwartz M W, Peskind E, Raskind M, et al. Cerebrospinal fluid leptin levels: relationship to plasma levels and to adiposity in humans [J]. Nat Med, 1996, 2 (5): 589-593.

[51] Schwartz M W, Woods S C, Porte D, et al. Central nervous system control of food intake [J]. Nature, 2000, 404 (6778): 661-671.

[52] Sugiyama M, Takahashi H, Hosono K, et al. Adiponectin inhibits colorectal cancer cell growth through the AMPK/mTOR pathway [J]. Int J Oncol, 2009, 34: 339-344.

[53] Tanimura D, Shibata R, Izawa H, et al. Relation of a common variant of the adiponectin gene to serum adiponectin concentration and metabolic traits in an aged Japanese population [J]. Eur J Hum Gen-

et，2011，19：262-269.

[54] Tworoger S S，Eliassen A H，Kelesidis T，et al. Plasma adiponectin concentrations and risk of incident breast cancer [J]. J Clin Endocrinol Metab，2007，92：1510-1516.

[55] Unger R H. Minireview：weapons of lean body mass destruction：the role of ectopic lipids in the metabolic syndrome [J]. Endocrinology，2003，144 (12)：5159-5165.

[56] Vahratian A. Prevalence of Overweight and Obesity Among Women of Childbearing Age：Results from the 2002 National Survey of Family Growth [J]. Maternal & Child Health Journal，2009，13 (2)：268-273.

[57] Van Heek M，Compton D S，France C F，et al. Diet-induced obese mice develop peripheral，but not central，resistance to leptin [J]. J Clin Invest，1997，99：385-390.

[58] 王先梅，李春城，杨丽霞.瘦素受体基因多态性与云南地区高血压合并肥胖的相关性 [J].中国动脉硬化杂志，2012，(11)：1007-1012.

[59] Wei E K，Giovannucci E，Fuchs C S，et al. Low plasma adiponectin levels and risk of colorectal cancer in men：a prospective study [J]. J Natl Cancer Inst，2005，97：1688-1694.

[60] Wilsey J，Scarpace P J. Caloric restriction reverses the deficits in leptin receptor protein and leptin signaling capacity associated with dietinduced obesity：role of leptin in the regulation of hypothalamic longform leptin receptor expression [J]. J Endocrinol，2004，181：297-306.

[61] Wilsey J，Zolotukhin S，Prima V，et al. Hypothalamic delivery of doxycyclineinducible leptin gene allows for reversible transgene expression and physiological responses [J]. Gene Ther，2002，9：1492-1499.

[62] Yang Y，Niu T. A meta-analysis of associations of LEPR Q223R and K109R polymorphisms with Type 2 diabetes risk [J]. Plos One，2018，13 (1)：0189366.

[63] Yamamoto Y，Hirose H，Saito I，et al. Correlation of the adipocyte-

derived protein adiponectin with insulin resistance index and serum high-density lipoprotein-cholesterol, independent of body mass index, in the Japanese population [J]. Clin Sci (Lond), 2002, 103: 137-142.

[64] Zhang F, Basinski M B, Beals J M, et al. Crystal structure of the obese protein leptin-E100 [J]. Nature, 1997, 387: 206-209.

[65] Zhang F, Chen Y, Heiman M, et al. Leptin: structure, function and biology [J]. Vitam Horm, 2005, 71: 345-372.

[66] 张代民, 张莹, 许会彬, 等. 高血压和糖尿病患者血尿酸与血脂变化的意义 [J]. 实用医药杂志, 2004, 21 (4): 298-299.

[67] 张明军. 血脂异常及合并高血压或糖尿病患者的性别、年龄特征和代谢特点分析 [J]. 重庆医学, 2010, 39 (15): 2036-2038.

[68] 颜也夫. HbAlc水平与新发2型糖尿病患者糖代谢紊乱程度及胰岛功能的相关性研究 [J]. 浙江临床医学, 2018 (1): 57-59.

[69] Zhang Y, Scarpace P J. The role of leptin in leptin resistance and obesity [J]. Physiol Behav, 2006, 88: 249-256.

[70] Zhang Y, Proenca R, Maffei M, et al. Positional cloning of the mouse obese gene and its human homologue [J]. Nature, 1994, 372 (6505): 425-432.

[71] 诸帆. 孕期糖尿病与产后糖脂代谢紊乱及高血压的相关性研究 [J]. 中国计划生育学杂志, 2018, 26 (1): 29-33.

第四章
抵抗素

抵抗素是脂肪细胞因子家族的一个重要成员，从发现之日起就受到人们的重视。已有的研究表明，抵抗素在炎症、葡萄糖耐受、胰岛素抵抗等方面具有重要作用。但抵抗素在正常生理状态下的功能、作用的靶组织、是否存在受体以及信号调控等问题都有待回答。

第一节 抵抗素简介

抵抗素又称为脂肪组织特异性分泌因子，是 2001 年发现的由脂肪组织产生并分泌的一种多肽类激素（Steppan 等，2001a）。

第二节 抵抗素研究概况

一、抵抗素的发现

2001 年，Stepen 等人以 3T3-L1 前脂肪细胞系为模型，筛选出了噻唑烷二酮（TZD）处理的脂肪细胞在分化过程中能够诱导表达，但分化成熟的脂肪细胞中表达反而下降的基因，将其命名为 resistin（Steppan 等，2001a）。Kim 等在利用基因芯片技术分析脂肪细胞分化过程中的基因表达时，发现抵抗素能够被诱导表达，而且该基因由脂肪组织特异性分泌，因此被命名为脂肪组织特异性分泌因子（Kim 等，2001）。Raja 等通过抑制消减杂交技术，比较了处于不同分化阶段的脂肪细胞后，分离出了抵抗素基因（Rajala 等，2002）。所有这些研究小组的发现均证实，抵抗素基因在脂肪细胞分化过程中被诱导表达，受到禁食和重新喂食等营养状态的调控。

二、抵抗素分子结构

抵抗素是 RSTN 基因编码的产物，属于富含半胱氨酸的分泌性蛋白质 RELMs/FIZZ 家族。该家族多肽含 105～114 个氨基酸，有三个结构域：N-末端信号序列，可变的中间部分，以及高度保守且决定分子特征的 C-末端序列（Adeghate，2004；Steppan 等，2001b）。RELM-α(FIZZ1)是主要由脂肪组织分泌的蛋白质多肽，被发现存在于鼠过敏性肺部炎症发生区域（Holcomb 等，2000）。RELM-β(FIZZ2)仅在胃肠道杯状细胞和上皮细胞分泌产生。FIZZ2 在肿瘤区域显著高表达，提示着其在细胞增殖方面可能性的作用（Steppan 等，2001b）。FIZZ-γ(FIZZ4)是在造血组织中发现的 RELM 家族的最新成员，表明其可能具有细胞因子样功能（Gerstmayer 等，2003）。

人抵抗素由 108 个氨基酸组成，mRNA 全长 476 个碱基；鼠抵抗素由 114 个氨基酸组成，mRNA 全长 1174 个碱基。二者均富含半胱氨酸。其分子结构包含 17 个氨基酸的信号肽序列，37 个氨基酸的可变区，以及一个保守的 C-末端区域（Ghosh 等，2003；Steppan 等，2001b；Strausberg 等，2002）。鼠抵抗素基因位于 8 号染色体，而人抵抗素基因位于 19 号染色体。鼠和人抵抗素基因有 46.7% 同源性，mRNA 序列有 64.4% 同源性，氨基酸序列同源性为 59%。蛋白质分子量以及突变研究结果表明，抵抗素能够以二聚体的形式分泌并参与血液循环（Rajala 等，2002）。

Banerjee 等研究表明，小鼠抵抗素可通过第 26 位半胱氨酸形成链间二硫键，并以同二聚体的形式存在。当将抵抗素第26位半胱氨酸突变为丙氨酸时，抵抗素则只能以单体的形式分泌，这表明分子间二硫键的存在对抵抗素空间构象及生物活性的维持至关重要（Banerjee and Lazar，2001）。2004年，Patel等利用X光衍射技术揭示了抵抗素的多聚体结构形式，具有重大意义。研究发现，抵抗素有两种不同的循环形式：低分子量（LMW）的单体形式和高分子量（HMW）的六聚体形式（Patel，2004）。Gerber等人研究表明，血液中存在有几种不同形式的抵抗素，色谱技术发现分子质量为55kDa的可能是抵抗素的寡聚体形式（Gerber等，2005）。以上研究表明，小鼠抵抗素单体分子由C端富含二硫键的球状结构域（头部）和N端α螺旋区域（尾部）组成，头部包括两个三股反平行折叠。抵抗素球状区域包含5个在RELM家族蛋白质结构中相对保守的二硫键。三个单体分子通过形成螺旋而互相连接成三聚体，两个三聚体进一步通过尾-尾连接形成六聚体。

人抵抗素β折叠可能对其功能的调节及显著的生理特征维持非常重要，而抵抗素的活性对β折叠的可逆性构象具有浓度依赖性（Aruna等，2008）。人抵抗素的循环形式有分子质量大于660kDa的寡聚物以及45kDa的三聚体（Gerber等，2005）。与小鼠相比，人抵抗素更易于形成寡聚物的形式，同时具有更强的生物学活性（Aruna等，2003）。然而，抵抗素的寡聚物形式和二聚体形式均能够在巨噬细胞和单核细胞激活TNF-α和IL-12的表达（Silswal等，2005）。人抵抗素与鼠抵抗素最主要的区别见图4-1。

三、抵抗素的产生部位

虽然人和鼠抵抗素具有50%的氨基酸同源序列，但是它们的表达模式是不同的（Koerner等，2005）。鼠抵抗素主要在白色脂肪组织表达，且与脂肪细胞的分化及脂肪细胞的数量呈一定

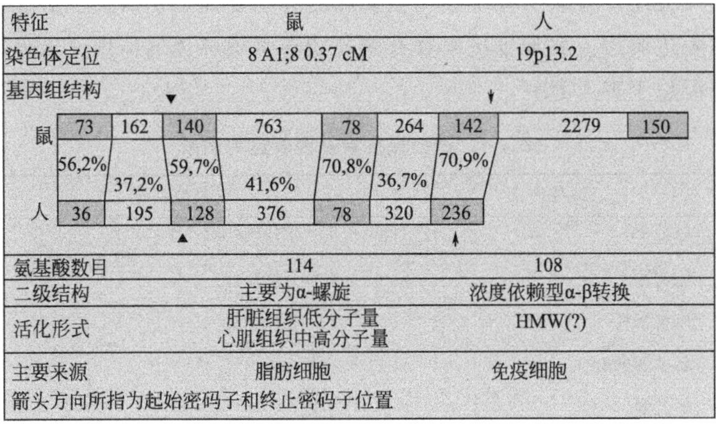

特征	鼠	人
染色体定位	8 A1;8 0.37 cM	19p13.2
基因组结构		
鼠 73 | 162 | 140 | 763 | 78 | 264 | 142 | 2279 | 150 56,2% | 37,2% | 59,7% | 41,6% | 70,8% | 36,7% | 70,9% 人 36 | 195 | 128 | 376 | 78 | 320 | 236		
氨基酸数目	114	108
二级结构	主要为α-螺旋	浓度依赖型α-β转换
活化形式	肝脏组织低分子量 心肌组织中高分子量	HMW(?)
主要来源	脂肪细胞	免疫细胞
箭头方向所指为起始密码子和终止密码子位置		

图 4-1 人抵抗素与鼠抵抗素主要的区别（Filková，2009）

比例关系（Steppan 等，2001a）。研究者们还在垂体、下丘脑及血液循环中发现了抵抗素的表达（Barbara A. Morash，2002）。大鼠抵抗素仅仅只由脂肪组织分泌，但在胃肠道、肾上腺、骨骼肌、胰腺以及脾脏组织中也发现了抵抗素的存在（Milan 等，2002；Minn 等，2003；Nogueiras，2003）。与鼠相比，在人成熟分化的脂肪细胞中仅发现低水平的表达（Mc Ternan PG，2002；McTernan 等，2002；Savage DB，2001）。而与其他组织相比，人抵抗素在骨髓中有较高的表达（Patel L，2003），同时在胚胎的滋养层细胞、胰腺、原代白血病细胞、关节滑液、滑膜组织细胞以及血液循环中均有抵抗素存在（Davie Stejskal，2002；McTernan 等，2002；Minn 等，2003；Patel L，2003；Senol 等，2007；Shao-Chun Lu，2002；Yang 等，2003）。脂肪组织中抵抗素主要来源于单核细胞和巨噬细胞的分泌（Bo 等，2005；Patel L，2003；Savage DB，2001）。

四、抵抗素的表达调控

抵抗素作为一种新的涉及糖尿病和肥胖的脂肪特异分泌因子

让人关注。许多实验室在糖尿病和肥胖动物模型中研究了抵抗素的表达调控,发现抵抗素具有调控胰岛素敏感性的作用。部分结果汇总于表 4-1 中。

表 4-1 调控抵抗素基因表达的因素

调控因素	模型系统
诱导因素	
葡萄糖	3T3-L1,大鼠
地塞米松	3T3-L1,小鼠
高催乳素血症	小鼠
睾丸素	小鼠
生长激素	SDR 大鼠
重新喂料	小鼠
脂多糖	3T3-L1,大鼠
抑制因素	
噻唑烷二酮	3T3-L1,小鼠,大鼠
肥胖	小鼠
胰岛素	3T3-L1
癌症坏死因子	3T3-L1
去甲肾上腺素	3T3-L1
肾上腺素	3T3-L1
生长激素	3T3-L1
禁食	小鼠

1. 胰岛素增敏剂对抵抗素的调控

有文章报道用罗格列酮处理 db/db 小鼠的白色脂肪组织、患糖尿病的肥胖大鼠 3T3-L1 脂肪细胞后,抵抗素的表达水平下降了。不仅罗格列酮(Steppan 等,2001a)可下调抵抗素水平,抵抗素也可以被达格列酮(Haugen 等,2001)、曲格列酮(Shojima 等,2002)和二甲双胍下调(Rasouli 等,2006;Rea and Donnelly，2006）。相反，后续对啮齿类动物的研究发现PPAR激活剂，如匹格列酮、曲格列酮（Fukui and Motojima 2002）和二甲双胍（Fujita等，2002；Jung等，2005）都提高了抵抗素 mRNA 和蛋白质水平。

然而，对人的研究表明，以 PPAR 激活剂处理单核细胞不影响抵抗素的表达（Savage 等，2001）。这些发现表明，在TZDs 发挥抗糖尿病作用时，抵抗素的表达并不会在所有的模型系统中下调，笔者认为这表明抵抗素的作用可能不是关键性的。然而，最近在人中研究 TZDs 对抵抗素的调控有了新的进展。服用匹格列酮的二型糖尿病患者血浆抵抗素水平降低，并且与肝脏脂肪含量的降低以及胰岛素敏感性的增强呈正相关（Bajaj 等，2004）。此外，McTernan 等发现罗格列酮能降低人脂肪细胞中抵抗素的分泌量（McTernan 等，2003），也降低了人巨噬细胞中抵抗素的表达量（Patel 等，2003）。研究表明罗格列酮具有降低炎症细胞因子表达量的作用，从而具有抗炎效力，可能它就是通过这种途径来影响抵抗素的表达量（Hong 等，2003）。总之，这些研究表明抵抗素表达的抑制可能来源于 TZDs 的作用，并且说明 TZDs 的抗炎作用与其抗糖尿病的作用同样重要。

2. 抵抗素表达的性别差异

在啮齿动物中，研究已经表明雄性大鼠白色脂肪组织中的抵抗素 mRNA 水平高于雌性个体（Nogueiras 等，2003a；Nogueiras 等，2003b），然而在小鼠中进行的类似研究结果却不相同（Gui 等，2004）。在人类个体中，Yannakoulia 等（Yannakoulia 等，2003）报道女性个体中的抵抗素水平远高于男性个体，而且另外两个试验也证明了这种性别差异（Lee 等，2003；Silha 等，2003）。然而，后来在健康个体以及在患有 1 型或 2 型糖尿病的患者间调查了年龄、性别与血清抵抗素水平的关系，结果显示它们缺少联系（Schaffler 等，2004）。总之，在啮齿类动物和人中性别因素在抵抗素表达水平上的影响目前还不十分明确。

3. 抵抗素基因的转录调控

为了研究罗格列酮下调抵抗素表达是否通过 PPAR 而发生，Patel 等鉴定了抵抗素基因中 5 种假定的 PPAR 结合元件。其中 PPRE2（PPAR 反应元件 2）结合 PPAR（Patel 等，2003）。尽管已经表明招募转录的辅抑制因子起一定作用，但是 PPARγ 如何发挥对抵抗素表达的抑制作用还需阐明。最近有研究报道 PPAR 是通过 $Sp1$ 对抵抗素发挥抑制作用的（Chung 等，2006）。同时，Hartman 等发现 C/EBP 对抵抗素的表达有较强的促进作用（Hartman 等，2002）。一些其他因子对抵抗素的调控也受到关注，SREBP 作为一个作用广泛的转录因子，它在抵抗素转录过程中的作用目前还不明确。

五、抵抗素生物学功能

1. 抵抗素与肥胖及胰岛素抵抗

抵抗素在遗传肥胖及饮食诱导肥胖小鼠体内表达量均上升。抵抗素处理损伤了健康小鼠的葡萄糖耐受性，同时胰岛素功能也受到影响，而利用抵抗素抗体封闭后小鼠血糖及胰岛素敏感性得到了恢复（Steppan 等，2001a）。大鼠血液抵抗素水平的急剧上升也可导致严重的肝脏胰岛素抵抗（Rajala 等，2003）。抵抗素如何影响葡萄糖稳态引起了学者们极大的兴趣。2 型糖尿病的特征是 β 细胞的功能逐渐下降。有研究表明，抵抗素能够诱导大鼠胰岛瘤细胞的凋亡。因此人们推测，由脂肪细胞因子诱导的 β 细胞的凋亡可能是导致 2 型糖尿病患者 β 细胞功能异常的原因（Gao 等，2009）。

在 3T3-L1 细胞中，抵抗素既不影响胰岛素与其受体的结合，也不影响胰岛素受体的表达量，然而抵抗素通过下调胰岛素依赖的胰岛素受体磷酸化水平而削弱了胰岛素信号的传导,损伤了下游信号的级联反应的放大。细胞因子信号抑制蛋白(SOCS)是已知的胰岛素信号抑制物。在脂肪细胞中,抵抗素能够以时间依赖及浓度依赖的模式激活 *SOCS3* 的表达,并且诱导 *SOCS3* 与胰岛素受体的结合,因此推测,*SOCS3* 可能是抵抗素与胰岛素拮抗性的一个胞内连接点(Steppan 等,2005)。在大鼠骨骼肌中,抵抗素能够抑制胰岛素刺激的糖原的合成及葡萄糖吸收(Moon 等,2003;Pravenec 等,2003)。葡萄糖吸收的下降对葡萄糖转运蛋白 4(GLUT4)从胞内到细胞膜上的转位具有依赖性,因此,抵抗素对糖原合成的抑制作用可能是降低了葡萄糖转运蛋白的活性所导致(Pravenec 等,2003)。

抵抗素还能够通过刺激肝脏葡萄糖的输出而实现其对葡萄糖代谢的调控作用(Banerjee,2004;Muse 等,2004;Rajala 等,2003;Yang 等,2009)。抵抗素能够下调胰岛素受体及糖原合酶的活性,并在蛋白水平而不是 mRNA 水平上调糖原磷酸化酶的活性,削弱了糖异生作用,增加肝糖的分解,导致肝脏糖原含量的下降(Yang 等,2009)。下丘脑介导的抵抗素对葡萄糖稳态的影响在最近的一项研究中已经被证实。重组抵抗素处理中枢系统损伤了胰岛素对肝糖原分解的抑制作用,但是肝脏中糖异生作用的关键酶并没有改变(Muse 等,2007)。

脂肪生成主要的转录因子包括 *C/EBP* 家族以及 *PPARγ*。*C/EBPα* 的超表达能够显著上调抵抗素的表达,而 *PPARγ* 的过表达则能够下调抵抗素的水平(Haiyan Song,2002)。已有研究表明,鼠抵抗素启动子区包含有 *C/EBPα* 的结合位点,并且这种结合伴随着抵抗素启动子组氨酸的高度乙酰化作用。而且,*PPARγ* 的配体能够不通过改变 *C/EBPα* 在抵抗素启动子上的结合而降低这种乙酰化作用的发生(Hartman 等,2002)。因此,抵抗素主要通过外周血液及中枢调控机制发挥其对肝脏、骨骼肌以及脂肪细胞的代谢调控作用。

肥胖相关的炎症状态与心血管疾病以及 2 型糖尿病的发生风险有一定的关联。免疫细胞在脂肪组织中的浸润形成了一种长期的炎症环境，并且刺激脂肪细胞本身产生炎性因子，包括脂肪细胞因子，形成进一步导致肥胖的恶性循环（Gina B. Di Gregorio, 2005; Schaffler 等, 2006）。脂肪细胞的增大以及脂肪的异位沉积增加了胞内脂质的积累，成为 2 型糖尿病发生的预测指标（Lonn 等, 2009; Stephan Jacob, 1999）。另外的研究表明，血清抵抗素水平并不改变脂肪细胞的大小，也不影响机体脂肪的比例。在非肥胖、肥胖以及遗传性肥胖人群，甚至抵抗素水平上升的肥胖个体，尽管胰岛素敏感性差异较大，但血清抵抗素水平却没有显著区别（Heilbronn 等, 2004）。对于肥胖个体通过节食或者外科手术进行减重后并未得到一致的结果，无论肥胖个体减重多少，血清抵抗素水平有的下降，有的仍保持不变（de Luis 等, 2011; Moschen 等, 2009）。还有其他一些团队的研究也发现，血清抵抗素与肥胖参数及胰岛素抵抗不相关（McTernan 等, 2003; Reilly, 2005）。然而，抵抗素水平与内脏脂肪、胸内脂肪以及心包脂肪有一定的相关性（Jain 等, 2009）。以上研究结果表明，抵抗素既不与肥胖相关，也不与胞内或肝脏组织的脂肪含量相关。与此同时，也有另外的研究表明，在肥胖、体重以及其他代谢指征包括胰岛素敏感性和分离的脂肪细胞中抵抗素 mRNA 表达水平之间没有互相关联，在严重肥胖患者的脂肪组织中抵抗素水平与瘦型个体相比显著上升，但与身体质量指数（BMI）并不相关（Savage 等, 2001）。造成以上结果可能的原因就是在肥胖个体的脂肪组织中，能够表达抵抗素的单核细胞有较高的比例所致。

尽管研究者们对抵抗素如何损伤胰岛素的敏感性很感兴趣，但是对于抵抗素与胰岛素抵抗之间的关系尚不明确（Rea and Donnelly, 2004）。然而，脂肪组织中大量非脂肪成分产生高水平的抵抗素也许能够解释在肥胖患者体内的上述争议（Bo 等，2005）。考虑到鼠抵抗素与胰岛素抵抗的密切关系，学者们进行了大量的研究试图阐明人抵抗素与胰岛素抵抗在有或无糖尿病的肥胖人群中可能的关系。由于肥胖和 2 型糖尿病均与白色脂肪组织慢性炎症相关，而人抵抗素主要在巨噬细胞产生，因此，高抵抗素血症可能是这些病例状态的一个重要因素。抵抗素能够通过中枢神经系统放大肝脏组织的炎性应激反应，这可能是抵抗素导致胰岛素敏感性下降以及相关性疾病如动脉粥样硬化和高血脂等代谢综合征的一个新的机制（Muse 等，2007）。Qatanani 等通过应用巨噬细胞启动子构建了高表达人抵抗素的转基因小鼠模型，然后与抵抗素敲除小鼠模型进行杂交。这种杂合子抵抗素小鼠产生了白色脂肪组织炎症及胰岛素抵抗，表明人抵抗素可能是炎症反应与葡萄糖稳态的联系（Qatanani 等，2009）。以上研究结果与病理研究结果相一致，表明高于基础水平的血清抵抗素水平显著提高了 2 型糖尿病发生的风险性（Chen 等，2009；Schwartz and Lazar，2011）。

2. 抵抗素与脂肪异位沉积

脂肪的生成主要在肝脏和脂肪组织进行，而脂肪的贮存则必须在脂肪组织，但由于受代谢、营养及内分泌等因素的影响，脂肪大量沉积于肝脏、肌肉等非脂肪组织，引起脂肪的异位沉积。FFA 如果产生过多超过组织氧化能力时，会从脂肪组织中溢出转向非脂肪细胞，例如肝脏、骨骼肌、心肌等其他组织细胞中储存。脂肪异位沉积（ectopic deposition of lipids）是指 FFA 在这些非脂肪细胞内再被酯化为甘油三酯（TG），堆积在细胞质内。对于肉食性经济动物（如猪）来说，猪肌内脂肪（Intra-muscular fat，IMF）含量是反映猪肉品质的主要指标。但对于人而言，脂肪沉积过度带来的肥胖及与之相关的代谢疾病，如T2DM、动脉硬化、高血压正威胁着人类的健康，并在全球表现出急剧增长的态势。

3. 抵抗素与非酒精性脂肪肝

非酒精性脂肪肝（NAFLD）是肝脏代谢综合征的表现，其主要特征是过多的游离脂肪酸及甘油三酯在肝实质细胞的沉积。非酒精性脂肪肝分为肝脏脂肪病变、脂肪性肝炎及肝纤维化，并导致晚期肝脏疾病。部分研究报道显示，血清抵抗素水平在有非酒精性脂肪肝患者及无非酒精性脂肪肝人群中并无显著差别（Jarrar等，2008；Zou等，2005）。然而，一项研究结果表明，有胰岛素抵抗症状的患者体内，肝脏组织与肌肉组织过多的脂肪异位沉积与血清抵抗素水平的下降相关。而另外有研究报道，仅仅在严重的肝脏疾病患者体内，肝脏组织及肌肉组织中过多脂肪的异位沉积才与抵抗素水平上升相关（Pagano等，2006；Perseghin等，2006）。因此，在处于不同阶段的非酒精性脂肪肝患者体内血清抵抗素水平的变化尚有很大争议，仍需进一步研究证实。

JIANG等人对43个具有非酒精性脂肪肝患者的体重、身高、BMI、腹部脂肪厚度、腰围、臀围以及体脂比例进行测量分析，并对血清脂肪、葡萄糖、谷丙转氨酶、谷草转氨酶以及血清脂联素和血清抵抗素水平进行测定。结果表明，低脂联素血症及高抵抗素血症可能参与了NAFLD的发生（Jiang等，2009）。也有研究表明，瘦素敲除小鼠中，抵抗素的敲除加重了ob/ob小鼠的肥胖程度，但肝脏的脂肪变性却极显著地恢复了（Singhal等，2008）。Bajaj等研究了2型糖尿病患者中匹格列酮对血清抵抗素浓度、内源性葡萄糖的生成（EGP），以及肝脏脂肪的含量（HFC）的影响，结果发现匹格列酮能够极显著地降低2型糖尿病患者血清抵抗素浓度，而且血清抵抗素浓度的下降与肝脏脂肪含量的下降以及肝脏胰岛素敏感性的提高有显著正相关性（Bajaj等，2004）。抵抗素还能够通过PKC-PKG-p65-PGC-1α途径下调肝脏线粒体，促进肝细胞中的脂肪变性（Zhou等，2013）。

4. 抵抗素与心肌肥大

最早开展抵抗素与心脏功能关系研究的是 Reilly 及他的同事们。他们发现血浆抵抗素水平的上升与冠状动脉钙化积分呈正相关（Reilly 等，2005）。Aknc 等发现肥胖个体血浆抵抗素水平的上升导致左心室肥大（Aknc 等，2013）。Takeish 等通过对 126 个入院治疗的心衰患者及 18 个正常个体进行血清抵抗素测定发现，抵抗素水平与心衰患者患病严重程度相关，并且与心衰患者发生严重心脏意外的高风险性有一定关系（Takeishi 等，2007）。体外研究表明，抵抗素能够通过改变囊泡运输而损伤心肌细胞对葡萄糖的摄取（Graveleau 等，2005）。糖尿病患者心脏中抵抗素的表达导致心肌细胞肥大，并且抑制了心肌细胞的收缩能力（Kim 等，2008）。在以腺病毒介导的抵抗素超表达大鼠心室肌细胞中，超表达的抵抗素抑制了 AMPK 的活性，抑制了结节性硬化症复合体 2/哺乳动物雷帕霉素靶蛋白（mTOR）信号通路的传导，使心肌细胞增大，上调了心肌肥厚标志基因 mRNA 及蛋白质的表达水平，如心钠素、脑钠肽及 β-肌球蛋白重链。并且抵抗素通过激活调控凋亡信号调控激酶 1/c-Jun 氮末端激酶（JNK）通路，增加了胰岛素受体底物 1（IRS1）的磷酸化水平。另外，抵抗素还能够刺激 mTOR 下游激酶 $p70^{S6K}$ 的激活，上调 IRS1 636/639 位丝氨酸残基的磷酸化水平。以上结果表明抵抗素可能是通过 $AMPK/mTOR/p70^{S6K}$ 途径以及凋亡信号调控激酶 1/JNK/IRS1 通路而导致心肌细胞肥大及心肌衰弱和心脏胰岛素抵抗（Kang 等，2011）。

上述研究表明，脂肪的异位沉积可能发生在肝脏及肌肉等重要代谢旺盛的组织中，引起靶组织的功能损伤，并因此导致组织对胰岛素敏感性的下降及 IR 的发生，而组织 IR 又将进一步加重脂肪沉积的增加，两者之间形成恶性循环。脂质的异位沉积已成为肌内脂肪含量调控研究以及肥胖相关疾病研究的新切入点和治疗的新靶点，值得进一步深入解析。抵抗素引起的脂肪异位沉积现象已被很多研究所证实，但其具体机制仍不完全明了，抵抗素与肌肉及肝脏组织之间的直接关系仍报道较少，而且抵抗素引起脂肪异位沉积的受体信号途径仍有待澄清。

5. 抵抗素与炎症

虽然抵抗素最初被发现与胰岛素抵抗相关，但后来的研究显示，抵抗素还能够在体内外引发炎症（Bokarewa 等，2005；Zou 等，2005）。人抵抗素最早被发现主要在骨髓来源的炎症细胞中表达（Patel L，2003），并与炎症标记相关，后来的许多流行病学研究也证实了抵抗素与代谢性疾病紧密相关（Lehrke 等，2004）。

抵抗素在单核细胞分化为巨噬细胞的过程中表达上调，表明了抵抗素在单核细胞-巨噬细胞中发挥作用（Savage 等，2001）。已有研究表明，前炎症因子如 TNF-α、IL-1β、IL-6 以及脂多糖（LPS）均可以在外周血单核细胞（PBMCs）中极显著地刺激抵抗素的表达，提示抵抗素在炎症过程中发挥重要作用（Anderson PD，2007；Bokarewa 等，2005；Lehrke 等，2004）。另外，C 反应蛋白（CRP）也可以在 PBMCs 中以浓度及时间依赖的模式诱导抵抗素 mRNA 及蛋白质的上调表达（Hu 等，2007）。

Silswal 等用重组抵抗素蛋白与人和鼠巨噬细胞共同孵育，结果发现前炎症因子 TNF-α 和 IL-12 均上升。正像文章作者所解释的，这种诱导作用是通过转录因子 NK-κB 调控的（Aruna 等，2003）。抵抗素在 PBMCs 中浓度依赖地诱导 NF-κB 的上调，导致 NF-κB 的两个亚基 p65 和 p50 从细胞质转位进入细胞核中（Bokarewa 等，2005）。这种效应可能是通过抵抗素介导 NF-κB 的 p65 亚基抑制蛋白 IκBα 磷酸化作用而产生。抵抗素诱导了细胞外钙离子流向细胞质中，并且激活了磷脂酶 C（PLC）的表达，导致胞内钙离子的释放（Bertolani 等，2006）。

抵抗素主要在人原代脂肪细胞中表达，但这也可能是抵抗素靶器官所致。Nagaev 等研究表明，与其在 PBMCs 中的作用相似，抵抗素能够在活体水平诱导前炎症因子如 IL-6、IL-8 及 TNF-α 的表达（Nagaev I，2006）。与 TNF-α 在脂肪组织发挥促炎作用相似，抵抗素也能够以脂肪组织为靶器官。与 TNF-α 相比，抵抗素并不能诱导脂肪特异性标记基因（*CEBPα*、*FABP4* 和 *SLC2A4*）的抑制。这表明抵抗素在胞内的信号传导方式与 TNF-α 不同，对 NF-κB 的激活方式也有区别。重组人抵抗素同样能够通过 NF-κB 途径诱导前炎症因子 IL-8 以及单核细胞趋化蛋白-1（MCP-1）的上调（Nagaev I，2006）。在一些细胞系中，磷脂酰肌醇 3 激酶（PI3K）下游底物、丝裂原激活蛋白激酶类（MAPKs）如 Erk 和 p38 及 Akt 均能够被抵抗素磷酸化（Bertolani 等，2006；Calabro，2004；Kushiyam 等，2005）。

值得注意的是，大量能够被人抵抗素上调的炎症因子都已知参与了胰岛素抵抗的形成。因此，由炎症诱导的抵抗素可能在人胰岛素抵抗的发生过程中发挥一定作用。为了研究这个问题，Park 等人构建了敲除鼠抵抗素但包含人抵抗素序列的细菌人工染色体（BAC-Retn）转基因小鼠，其体内人抵抗素的表达水平与人体相当。与抵抗素敲除小鼠对照相比，LPS 能够诱导该模型小鼠血清抵抗素的上调，导致轻微的低血糖症。另外，该转基因模型小鼠在慢性内毒素血症条件下产生了肝脏胰岛素抵抗现象，并伴有肝脏及肌肉组织炎症的发生，支持了人抵抗素能够在炎症诱导的胰岛素抵抗病理条件下发挥作用（Mu 等，2006）。最近的一项研究表明，人抵抗素能够和 Toll 样受体 4（TLR4）竞争性结合 LPS，从而调控炎症的发生（Tarkowski 等，2009），然而，TLR4 是否是抵抗素主要的受体目前依然未知。

抵抗素诱导的胞内信号途径如图 4-2 所示。对人的研究结果表明，实验性内毒素血症能引起高抵抗素血症（Nagaev I，2006）。基于以上研究结果，有人提出，抵抗素水平的增加在肥胖人群可能导致胰岛素抵抗,以及其他炎症性代谢紊乱（Agwunobi AO,2000；Aquilante 等,2008；Axelsson,2008；Janowska 等,2006；Lehrke 等,2004；Wisse,2004；Yaturu 等,2006）。

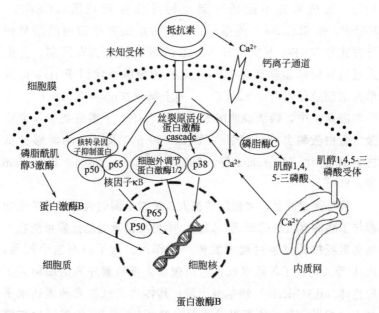

图 4-2 抵抗素诱导的胞内信号通路（Filková 等,2009）

6. 抵抗素与心血管疾病

越来越多的研究表明抵抗素参与了心血管疾病（CVD）的发生。Reilly 等发现,独立于 CRP 之外,在无症状人群中血清抵抗素水平对冠状动脉粥样硬化有一定的预示作用（Reilly 等,2005）。在进行过冠状动脉造影术以及稳定的冠状动脉疾病（CAD）的患者体内,血清抵抗素水平与 CAD 的发生和严重程度相关（Ohmori 等,2005；Wang 等,2009）。而且,在患有 CAD 的病人中,血清抵抗素水平可以预测冠状动脉支架手术后的再狭窄程度,并且可以作为独立的重大心血管事件发生的预测指标（Krecki 等,2011；LI Lei,2013；Momiyama 等,2011；

On等，2007）。一项欧洲的研究表明，在建立包括CRP在内的心血管风险因子并经校正之后，高水平的血浆抵抗素与MI风险有一定的相关性，但是与健康人群的缺血性中风无关（Weikert等，2008）。对于缺血性中风，日本的一项调查研究及来自欧洲和美国的两个巢式病例的研究表明，抵抗素在健康个体中与缺血性中风呈极显著相关（Osawa等，2009；Prugger等，2013）。高水平的血清抵抗素同时还与CAD或者动脉粥样硬化性中风患者术后较差的预后效果相关（Efstathiou等，2007；LI Lei，2013；Lubos等，2007）。最近，对于来自欧洲血统的2313例糖尿病患者的巢式病例研究及两项前瞻性研究结果表明，高水平的血清抵抗素是CVD的风险性指标，也是2型糖尿病患者引发死亡的预测指标（Menzaghi等，2013）。有趣的是，在利用18-氟脱氧葡萄糖正电子断层扫描仪对健康人群进行研究时发现，抵抗素水平还与血管炎症相关（Choi等，2011）。尽管也有一些研究发现，抵抗素与CVD不相关（Ding等，2011；Hoefle等，2007；Pilz等，2007），但绝大多数对动物以及临床上的研究都支持以上观点，即抵抗素是人动脉粥样硬化以及CVD的一个潜在调控因子。

目前已有部分学者对抵抗素对心肌细胞的作用利用动物模型进行了研究。鼠抵抗素可以直接下调心肌细胞在基础水平上对葡萄糖的吸收，也能够显著下调心肌细胞对胰岛素刺激的葡萄糖的吸收（Graveleau等，2005）。有研究发现，鼠抵抗素能够被机械牵张上调，而抵抗素的超表达能够导致心肌细胞收缩力的下降，促进大鼠心脏中心肌细胞的肥大（Kim等，2008；Wang等，2007），提示抵抗素可能影响动物模型的心脏功能。有关人抵抗素对心肌细胞的作用目前报道还较少。人抵抗素能够抑制分离的鼠心肌细胞对胰岛素刺激的葡萄糖的吸收（Graveleau等，2005）。利用重组抵抗素在缺血之前预处理分离的大鼠心脏，能够极显著地损伤在灌注期间收缩力的回复，并刺激心肌细胞

TNF-α 的分泌，表明抵抗素对心脏功能具有直接的作用（Rothwell 等，2006）。最新的一些证据表明，抵抗素水平的上升与心衰（HF）的发生相关。Takeishi 等发现，抵抗素与心衰的严重程度相关，并且能够预测已知心衰患者心血管疾病发作的风险（Takeishi 等，2007）。另外，两个比较大的研究团队也表明，即使在用已知风险性因子校正后，高水平的血清抵抗素与心衰的发生仍独立相关（Bhalla 等，2010；Butler 等，2009；Frankel 等，2009）。然而，抵抗素与心衰发生之间的关系仍不清楚，还需更多的研究证实。

7. 抵抗素及其多态性与动脉粥样硬化

由于抵抗素在人动脉粥样硬化病变中被发现，并且对血管内皮细胞功能有一定影响（Burnett 等，2005；Jung 等，2006；Verma，2003），人们推测抵抗素参与了动脉粥样硬化以及 CVD 的发生。用人抵抗素处理内皮细胞（ECs）以及血管平滑肌细胞（VSMCs）促进了其增殖与迁移。由抵抗素介导的细胞增殖与迁移在胞内主要通过 PI3K 或 p38 以及 MAPK 信号通路进行调控（Calabro 等，2004；Mu 等，2006；Shen 等，2006）。抵抗素还能够削弱胰岛素信号转导、抑制内皮型一氧化氮合酶活性，引起人大动脉及冠状动脉内皮细胞的氧化应激（Chen 等，2010；Shen 等，2006）。另外，抵抗素还能够上调细胞黏附分子的表达，如胞内黏附分子-1、血管细胞黏附分子-1、P-分选素和趋化因子，并且上调了一些前炎症因子的表达，如单核细胞趋化因子-1（MCP-1）、凝血酶原激活因子抑制因子-1（PAI-1）、内皮素-1、基质金属蛋白酶（MMPs）以及血管内皮生长因子受体（VEGFR），从而促进单核细胞在血管内皮细胞的黏附（Barnes and Miner，2009；Hsu 等，2011；Jung 等，2006；Manduteanu 等，2010；Mu 等，2006；Verma，2003）。抵抗素还被发现存在于动脉粥样斑块样品中，并且在人巨噬细胞中通过上调 CD36 的表达促进脂质的积累，同时促进胆固醇酯在巨噬细胞的沉积，表明抵抗素在巨噬细胞向泡沫细胞的转化过程中起到调控作用（Burnett 等，2005；Jung 等，2006；Rae 等，2007；Xu 等，2006）。另外，抵抗素还能够通过上调组织因子的表达而诱导人冠状动脉内皮细胞前血栓表型的产生（Calabro 等，2011；Jamaluddin 等，2012）。以上研究结果表明，抵抗素可能导致内皮细胞的功能异常、血管内皮细胞的增殖、动脉炎症以及巨噬细胞中胆固醇酯的沉积，揭示了抵抗素在人动脉粥样硬化的发病及进程中发挥着重要作用。

流行病学研究发现，抵抗素在人胰岛素抵抗及 T2DM 中发挥重要作用。一些抵抗素单核苷酸多态性（SNPs）研究表明，人胰岛素抵抗及 T2DM 与抵抗素水平上升相关，血清抵抗素水平上升至突变的 2/3 则有可能是遗传变异的结果（Menzaghi 等，2006）。在日本肥胖人群中，抵抗素基因（$RETN$）启动子区 -638 位 G>A、-420 位 C>C、-358 位 G>A 的多态性与抵抗素水平相关（Azuma 等，2004）。在日本人中，在 -420 位 SNP 中 G/G 表型与 T2DM 相关，而且与单核细胞中抵抗素的表达以及血清抵抗素水平相关（Osawa 等，2009；Osawa 等，2005）。另外，对 2078 例日本人群个体的调查分析研究表明，血清抵抗素不但与 -420 位 SNP 相关，也与胰岛素抵抗相关（Osawa 等，2007）。在韩国人群体研究中发现，-420 位 G 和 -537 位 A 等位基因与抵抗素水平上升相关，但与 T2DM 的发生不相关（Cho 等，2004）。对于中国人长达 5 年的前瞻性研究发现，-420 位 G 和 $+62$ 位的 D 等位基因可作为血糖消耗一个极显著的预测指标（Xu 等，2007）。尽管在关于亚洲人群的许多研究中表明 -420 位 SNP 中 C>G 与高水平的抵抗素以及 T2DM 相关，但对白种人的研究结果与其有所不同（Schwartz and Lazar，2011）。一项意大利的研究发现，人抵抗素基因 $RETN$ -420 位 C/G 的 SNP 与肥胖及代谢综合征相关，但与抵抗素水平不相关（Norata 等，2007）。对美国一批非糖尿病人群的研究表明，−420位等位基因与抵抗素水平相关，但是与胰岛素抵抗不相关（Qasim等，2009）。在对2531例弗雷明汉志愿者的后代研究时发现，并不是−420位SNP中C>G，而是抵抗素基因 *RETN* 的3'UTR区的SNP与抵抗素水平相关（Hivert等，2009）。然而，EL-Shal等人最近的研究表明，埃及肥胖人群中−420位C>G以及+299位的SNP均与抵抗素水平、肥胖以及胰岛素抵抗呈极显著相关（El-Shal等，2013）。有关人抵抗素在动脉粥样硬化中的发病机理同样引起了学者们的关注。Tang等人发现，人抵抗素 *RETN* 基因−420位SNP位点与中国人群CAD发病的风险性上升相关（Tang等，2008）。相比而言，对欧洲人及白种人抵抗素基因−420位的突变研究显示与颈动脉及冠状动脉粥样硬化均不相关（Norata等，2007；Qasim等，2009），这种结果上的不一致可能是种族差异所造成。

综上，抵抗素最初被认为在啮齿动物将肥胖与胰岛素抵抗联系起来。啮齿动物抵抗素主要在白色脂肪组织中表达，而人抵抗素则主要由巨噬细胞产生。人抵抗素在小鼠的转基因表型表明了鼠抵抗素和人抵抗素在胰岛素抵抗方面具有相似的作用。对于转人抵抗素的转基因小鼠的研究以及流行病学研究结果同样表明人抵抗素是炎症、胰岛素抵抗、动脉粥样硬化以及心血管疾病中一个潜在的调控因子（图4-3）。有关抵抗素受体的鉴定以及特异性信号通路的机制分析将有助于阐明抵抗素在有关健康与疾病的生物学功能方面的关键性问题。解析抵抗素的病理生理学作用将能够帮助我们开发针对糖尿病、炎症以及心血管疾病等的新的诊断及治疗工具。

8. 抵抗素与慢性肾脏疾病

之前有研究表明抵抗素不但与炎症状态相关，还与肾小球过滤率相关，但与慢性肾脏疾病中的胰岛素抵抗不相关（Axelsson等，2006）。还有研究者测定了儿童慢性肾衰患者以及晚期肾脏疾病患者，发现抵抗素水平显著上升，表明肾脏功能是系统抵抗

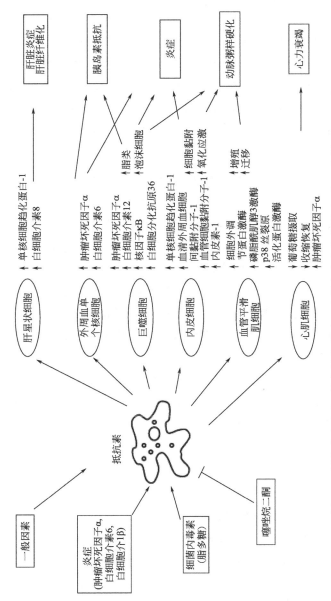

图 4-3 抵抗素在炎症、葡萄糖稳态及心血管疾病中的作用（Park and Ahima, 2013）

素水平一个很重要的调节因子（Nusken 等，2006）。抵抗素还与 TNF-α 正相关，表明抵抗素在慢性肾脏疾病中的亚临床炎症状态中发挥作用（Yaturu 等，2006）。抵抗素还可能影响多形核白细胞的趋化能力和氧化爆发，在高水平抵抗素条件下，如尿毒症时，扰乱免疫应激反应（Cohen 等，2008）。抵抗素与慢性肾脏疾病相关，以临床的炎症状态为突出特征。肾小球的过滤可能是抵抗素水平消除的一个关键代谢途径（Fagerberg 等，2006）。

9. 抵抗素与恶性肿瘤

肥胖被认为是一些癌症发病的风险性因子。最近的研究表明，一些脂肪来源的多肽显著影响肿瘤细胞的基质以及恶性细胞的生长和增殖（Housa 等，2006）。例如，在含有乳腺癌的妇女患者体内发现了血浆抵抗素水平的升高，并且抵抗素水平的高低独立于年龄、BMI、血糖甚至更年期，与癌症的组织学分级程度相关（Kang 等，2007）。而且，抵抗素水平在淋巴瘤患者体内比在其他恶性肿瘤症患者体内显著上升（Pamuk 等，2006）。但也有研究表明在良性与恶性前列腺癌组织样品中抵抗素的染色结果没有区别（Housa 等，2008）。虽然仅有少量的研究分析了抵抗素与恶性肿瘤患者的关系，但其对肿瘤的发生有一定的促进作用。例如，在绒毛膜癌患者体内，抵抗素诱导了基质金属蛋白酶（MMPs）的表达，抑制了金属蛋白酶组织抑制子的合成，因此促进了滋养层样细胞的浸润（Di Simone 等，2006）。抵抗素还与 VEGFR 的产生以及内皮细胞管的形成相关（Mu 等，2006）。

10. 抵抗素与风湿性疾病

与非炎症性风湿性关节炎患者相比，在风湿性关节炎（RA）患者的关节液中发现有较高水平的抵抗素（Schaffler 等，2003）。因此，作者发现了风湿性关节炎中关节液抵抗素水平与炎症性标记的相关性。而且，对于血清抵抗素水平与疾病的活动程度，以及急性期如 CRP、IL-1Rα 的拮抗剂 IL-1β 之间的相关性研究表明，抵抗素可能是 RA 中炎性进程的一个重要调节因子（Forsblad d'Elia 等，2008；Senolt 等，2007）。与之相反的是，在非侵蚀性及侵蚀性骨关节炎患者之间的比较研究表明，血清抵抗素水平与临床及实验性的炎性标记均不相关（Filkova 等，2009）。另外，抵抗素能够被炎性因子如 TNF-α 和 IL-6（通过 NF-κB 途径）诱导表达，也能够在单核细胞中诱导这些炎性因子的表达，表明抵抗素能够通过一个正反馈机制促进其自身的表达。有趣的是，用重组抵抗素注射到健康小鼠的关节处能够诱导白细胞向滑膜组织的浸润，这与风湿性关节炎的发病生理学相类似（Bokarewa 等，2005）。一般来讲，抵抗素在炎性部位的产生具有更大的意义，因为已经发现在增生的风湿性滑膜组织内有大量的抵抗素及免疫型细胞的存在（Lee 等，2009；Migita 等，2006；Otero 等，2006；Presle 等，2006；Schaffler 等，2003；Senolt 等，2007）。最近发现，在利用 TNF-α 封闭治疗后血清抵抗素水平有所下降，很明显的是，这种治疗方法除了能够降低关节炎症外，还能够附带地在炎性紊乱区促进心血管疾病的预后（Avouac and Allanore，2008；Gonzalez-Gay 等，2008）。全身性红斑狼疮（SLE）患者体内血清抵抗素水平、炎症、骨质密度和肾脏功能之间的相关性在一项研究中被证实（Almehed 等，2008）。在口眼干燥综合征患者的唾液腺中也发现了抵抗素水平与淋巴细胞的炎症相关（Bostrom 等，2008）。抵抗素与一些风湿性关节炎的疾病活动程度及实验结果相关，然而，抵抗素在炎症性自体免疫中的预测价值还有待进一步阐明。

11. 抵抗素与其他疾病

抵抗素水平的上升在克罗恩病（节段性回肠炎）及溃疡性结肠炎患者体内均有发现（Karmiris 等，2006；Konrad 等，2007；Valentini 等，2009）。并且，抵抗素水平与克罗恩病的活动程度、白细胞数量以及 CRP 均相关（Konrad 等，2007；Valentini 等，2009）。与瘦素及脂联素相比，与风湿性关节炎患者类似，抵抗素在采用 TNF-α 封闭治疗炎症性肠炎后水平下降，因此被提出作为治疗成功的一项检测指标（Karmiris 等，2007）。

尽管哮喘与肥胖在最近几十年渐成上升趋势，但是有关这两种疾病之间可能的相关性还了解得很少。哮喘患者与健康对照相比，血清抵抗素水平上升，与已报道的哮喘患者体内抵抗素水平与疾病严重程度相关的结果一致（Larochelle 等，2007）。但是过敏性哮喘儿童与非过敏性哮喘患者及对照组相比却有着较低的血清抵抗素水平（Kim 等，2008）。有关抵抗素与哮喘及发病频率之间的相关性仍未可知，还需要更多的研究来明确。

早在 2006 年，Rosen 和 Bouxsein 就提出了一个非常具有挑战性的问题：究竟是因为脂肪渗透到骨髓而导致骨密度降低，还是骨髓中脂质的增加仅仅是骨密度降低而导致的结果（Rosen and Bouxsein，2006）？越来越多的研究已经证明，瘦素和脂联素一样都可以调控骨质代谢（Cirmanova 等，2008；Luo 等，2006；Reseland 等，2001）。抵抗素被发现在鼠前成骨细胞、破骨细胞以及人原代骨髓干细胞和成骨细胞中都有表达（Thommesen 等，2006）。抵抗素刺激成骨细胞的分化，并激活参与破骨细胞生成的主要信号通路 NF-κB 的活性。在破骨细胞生成过程中，虽然非常微弱，但是可观察到 RANKL/OPG mRNA 值的下降，这表明其对破骨细胞的生成具有直接的抑制作用，然而 IL-6 的分泌则能促进破骨细胞的生成（Thommesen 等，2006）。有报道发现，抵抗素与骨代谢的标志基因Ⅰ型胶原吡啶交联终肽（ICTP）相关，但与骨矿物质密度呈负相关（Forsblad 等，2008）。但以上结果在中国人群中并未发现（Peng 等，2008）。以上数据表明，抵抗素可能在骨的再建中发挥一定作用。抵抗素在不同病理中潜在的作用机制如表 4-2 所示。

表 4-2　抵抗素在不同病理中潜在的作用机制（Filková 等，2009）

疾病/表型	抵抗素功能	预后
炎症	NF-κB,MAPK,PI3K 激活	参与多种炎症状态
胰岛素抵抗糖尿病	上调 TNFα, IL-6, IL-8, IL-12, MCP-1	特定作用及预后意义
	β-细胞凋亡	肥胖与糖尿病的联系？
	胰岛素上调，肝脏、脂肪细胞及骨骼肌胰岛素抵抗	引发相关并发症？
	下丘脑调控作用	
	脂肪组织炎症环境	肥胖相关炎症
	PPARγ 介导的调控作用	糖尿病治疗潜在靶标
动脉粥样硬化	上调促炎性细胞因子	与动脉粥样硬化及心血管疾病发病有关
		冠状动脉粥样硬化标志物
	上调 VCAM-1, ICAM-1, VEGER, ET-1	心肌缺血性损伤标志物
	上调 MCP-1,MMP,下调 TRAF	治疗的潜在靶标？
	促进泡沫细胞的形成	
	内皮细胞功能	
	血管生成	
	平滑肌细胞增殖	
非酒精性脂肪肝病	在肝卫星细胞上调 NF-κB, IL-8, MCP-1	与 NAFLD 发展阶段相关？
肿瘤发生	促进脂质积累	
	上调 MMP, VEGFR, 下调 TIMP	与癌症的发病机制有关？
	促进血管生成	预后意义？
风湿病	上调 TNFα, IL-6, 激活 NF-κB	参与风湿病的病理过程
	滑膜组织白细胞的浸润，RA 样血管翳的形成	特定作用及预后意义？

续表

疾病/表型	抵抗素功能	预后
骨质疏松症	促进 NF-κB 的激活,上调 IL-6	破骨细胞的生产
	下调 RANKL/OPG	骨的重建
	在骨髓干细胞以及分化的成骨细胞系中表达	骨代谢标志物
炎症性肠病	上调促炎因子	上调血清 CD 和 UC 的表达
	RELM-β 抗寄生虫作用,肠上皮细胞的免疫介质紊乱	疾病活动预测因子?
慢性肾病	上调促炎因子	慢性肾病的促炎状态肾功能相关?
		疾病严重程度标志物
支气管哮喘	上调促炎因子	疾病严重程度标志物?

注:NF-κB——核因子 κB;MAPK——丝裂原活化蛋白激酶;PI3K——磷脂酰肌醇 3 激酶;TNF——肿瘤坏死因子;IL——白介素;MCP-1——单核细胞趋化因子蛋白;PPARγ——过氧化物酶体增殖物激活受体 γ;ET-1——内皮衍生血管活性因子;VCAM-1——血管细胞黏附分子;ICAM-1——细胞间黏附分子;MMP——基质金属蛋白酶;VEGFR——血管内皮生长因子受体;TRAF——TNF 受体相关因子;NAFLD——非酒精性脂肪肝病;TIMP——金属蛋白酶组织抑制子;RANKL——NF-κB 配体受体激活子;OPG——骨保护素;RA——类风湿性关节炎;CD——克罗恩病;UC——溃疡性结肠炎;RELM-β——小鼠抵抗素样分子 β。

Tarkowski 等人利用流式技术鉴定了人骨髓细胞及内皮细胞中能够与重组抵抗素共沉淀的蛋白,并筛选出了 Toll 样受体 4(TLR4)(Tarkowski 等,2009)。TLR4 抗体封闭后能够解除抵抗素结合到在抵抗素刺激下由外周单核细胞产生的人白细胞及细胞因子上,而与鼠 IgG 或 TLR2 同型匹配的抗体不能阻止抵抗素与这些细胞或细胞因子的结合。TLR4 依赖的抵抗素结合方式在人上皮细胞系 HEK293(人胚肾上皮细胞)中也被发现,只有转染了 TLR4 的细胞能够响应抵抗素的刺激,而转染了骨分化因子 2/CD14、TLR2 及其敲除的 HEK 细胞系均对抵抗素刺激没有反应。作者还利用转录因子和 MAPK、NF-κB、PI3K 的抑制剂以及 TLR4 siRNA 和人骨分化因子 88 对抵抗素胞内信号通路进行了研究，结果表明，TLR4 可能作为人抵抗素的受体在促炎效应中发挥作用。最新的一项研究表明，在下丘脑 TLR4 能够直接与抵抗素结合，激活了相关炎症信号通路（Yacir Benomar，2013），为阐明抵抗素诱导的炎症及胰岛素抵抗机制提供了新的思路。Hsieh 等人也发现抵抗素能够通过激活 TLR4 诱导基质源性因子 1（Stromal cell-derived factor-1，SDF-1）的表达，并诱导 p38MAPK 及 NF-B 的表达（Hsieh 等，2014）。

2011 年，Alexes 等人用噬菌体表面展示联合荧光激活细胞分选技术筛选了体内能够结合脂肪组织基质细胞（间充质干细胞）（Adipose Stromal Cells，ASCs）的多肽组合文库，并分离得到了 ASCs 中特异性看家蛋白 CSWKYWFGEC 序列作为诱饵蛋白，对相应的 ASCs 表面受体进行了纯化，鉴定为之前未见报道过的缺少糖苷酶结合位点的核心蛋白聚糖（Decorin，DCN）的切割产物，被称为 ΔDCN。经研究发现，3T3-L1 细胞中 ΔDCN 能够依赖抵抗素而促进细胞的增殖和迁移，并在脂肪形成水平上抑制脂质的积累（Daquinag 等，2011）。因此作者推测，ΔDCN 在前脂肪细胞中可能作为抵抗素功能性受体调控白色脂肪组织的增大。

同年，Beatriz 等人发现鼠抵抗素在 3T3-L1 细胞能够与受体酪氨酸激酶样孤儿受体 1（receptor tyrosine kinase-like orphan receptor1，ROR1）的胞外结构域特异性结合，调控 ERK1/2 的磷酸化作用，并调控 *SOCS3*、*GLUT4* 以及 *GLUT1* 的表达。而且，抵抗素还能够通过 *ROR1* 调控 3T3-L1 细胞对葡萄糖的吸收，并促进脂肪的形成（Sánchez-Solana 等，2012）。因此作者认为，鼠抵抗素作为 *ROR1* 潜在的抑制性配体在 3T3-L1 细胞的脂肪形成及葡萄糖稳态中发挥重要作用。

而最近的一项研究发现，人抵抗素在单核细胞中能够直接与腺苷酸环化酶相关蛋白 1（Adenylyl Cyclase-Associated Protein1，CAP1）相结合，上调 cAMP 的浓度，并促进蛋白激酶 A（PKA）以及炎症相关转录因子如 NF-κB 的表达。在单核细胞特异性表达人抵抗素的转基因小鼠中，单核细胞 *CAP1* 的超表达加重了脂肪组织的炎症状态，而对 *CAP1* 的抑制在体内体外均解除了抵抗素介导的炎症活性（Lee 等，2014）。基于以上研究结果，作者推测 CAP1 是抵抗素在人体导致炎症的真正的受体。

六、抵抗素多态性研究

基因多态性相关研究表明，抵抗素与脂肪沉积及其相关性疾病的发生有着密切联系。但对牛抵抗素的关联分析表明，牛抵抗素基因的多态性与总脂和平均背部脂肪呈极显著相关，QTL 的存在影响肌肉的大理石纹和眼肌面积（Morsci 等，2006）。对鸭的研究也获得相似的结果（董飚等，2007）。基因扫描及筛选发现，猪抵抗素主要存在两处特异性突变，即外显子 2 中的 A/G 突变和内含子 2 中的 A/G 突变。对猪抵抗素基因内含子 2 中第 958 位的 A/G 突变的基因型分布检测发现，检测的国内品种梅山猪中都为 G 等位基因，而国外品种大白和长白猪中都为 A 等位基因。在 273 头"大白×梅山"F2 资源家系群体中进行性状关联分析表明，A 等位基因有利于增加眼肌宽、眼肌面积和瘦肉率，减少肩部背膘厚、6～7 腰椎间背膘厚和平均背膘厚（戴丽荷等，2006）。这表明抵抗素与猪的肌内脂肪及肉质具有紧密的相关性。

近年来的一些关联性研究表明，动物肌内脂肪的含量与脂肪酸结合蛋白家族（fatty acid binding proteins，FABPs）（Gerbens 等，2000，2001；Lee 等，2010）基因相关。但从代谢的角度而言，脂肪酸结合蛋白的主要功能是与脂肪酸（尤其是侧链脂肪酸）结合并转运脂肪酸。而 FABPs 的表达调控及转运事件的发生、进程及终止则取决于一系列活性因子（如胰岛素、抵抗素）的调控作用，因此，一些活性因子如何调控 FABPs 家族蛋白的转运作用以影响动物肌内脂肪的形成,将会成为肉质研究的一个新领域。

参考文献

[1] Aruna B, et al. Biophysical analyses of human resistin: oligomer formation suggests novel biological function. Biochemistry, 2008, 47 (47): 12457-66.

[2] Banerjee R R and Lazar M A. Dimerization of Resistin and Resistin-like Molecules Is Determined by a Single Cysteine. Journal of Biological Chemistry, 2001, 276 (28): 25970-25973.

[3] Barbara A, Morash, D W, Ehud Ur. Resistin expression and regulation in mouse pituitary. pdf. FEBS Letters, 2002, 526: 5.

[4] Bertolani C, et al. Resistin as an Intrahepatic Cytokine. The American Journal of Pathology, 2006, 169 (6): 2042-2053.

[5] Blüher M. Das Fettgewebe-ein endokrines Organ. Der Internist, 2014, 55 (6): 687-698.

[6] Bo S, et al. Relationships between human serum resistin, inflammatory markers and insulin resistance. International Journal of Obesity, 2005, 29 (11): 1315-1320.

[7] Daquinag Alexes C, Zhang Y, Amaya-Manzanares F, et al. An Isoform of Decorin Is a Resistin Receptor on the Surface of Adipose Progenitor Cells. Cell Stem Cell, 2011, 9 (1): 74-86.

[8] El-Shal A S, Pasha H F and Rashad N M. Association of resistin gene polymorphisms with insulin resistance in Egyptian obese patients. Gene, 2013, 515 (1): 233-8.

[9] Fagerberg B, Fagerlund C and Hulthe J. Resistin and GFR. Kidney Int, 2006, 70 (7): 1371, author reply 1372.

[10] Filková M, Haluzík M, Gay S, et al. The role of resistin as a regulator of inflammation: Implications for various human pathologies. Clinical Immunology, 2009, 133 (2): 157-170.

[11] Gerstmayer B, et al. Identification of RELMgamma, a novel resistin-like molecule with a distinct expression pattern. Genomics, 2003, 81 (6): 588-95.

[12] Haiyan Song N S, Hideyuki Saoda, Takehide Ogihara, et al. Resistin is regulated by CEBPs, PPARs. Biochem Biophys Res Commun, 2002, 299: 8.

[13] Hardie D G and Carling D. The AMP-activated protein kinase-fuel gauge of the mammalian cell? Eur J Biochem, 1997, 246 (2): 259-73.

[14] Heilbronn L K, et al. Relationship between Serum Resistin Concentrations and Insulin Resistance in Nonobese, Obese, and Obese Diabetic Subjects. The Journal of Clinical Endocrinology & Metabolism, 2004, 89 (4): 1844-1848.

[15] Housa D, et al. Serum resistin levels in benign prostate hyperplasia and non-metastatic prostate cancer: possible role in cancer progression. Neoplasma, 2008, 55 (5): 442-6.

[16] Hsieh Y Y, et al. Resistin-induced stromal cell-derived factor-1 expression through Toll-like receptor 4 and activation of p38 MAPK/NFkappaB signaling pathway in gastric cancer cells. J Biomed Sci, 2014, 21 (1): 59.

[17] Hu W L, Qian S B and Li J J. Decreased C-reactive protein-induced resistin production in human monocytes by simvastatin. Cytokine, 2007, 40 (3): 201-206.

[18] Jain S H, et al. Cross-Sectional Associations Bet ween Abdominal and Thoracic Adipose Tissue Compartments and Adiponectin and Resistin in the Framingham Heart Study. Diabetes Care, 2009, 32 (5): 903-908.

[19] Kang J H, Yu B Y and Youn D S. Relationship of serum adiponectin and resistin levels with breast cancer risk. J Korean Med Sci, 2007, 22 (1): 117-21.

[20] Kang S, Chemaly E R, Hajjar R J and Lebeche D. Resistin Promotes Cardiac Hypertrophy via the AMP-activated Protein Kinase/Mamma-

lian Target of Rapamycin (AMPK/mTOR) and c-Jun N-terminal Kinase/Insulin Receptor Substrate 1 (JNK/IRS1) Pathways. Journal of Biological Chemistry, 2011, 286 (21): 18465-18473.

[21] Koerner A, Kratzsch J and Kiess W. Adipocytokines: leptin—the classical, resistin—the controversical, adiponectin—the promising, and more to come. Best Practice & Research Clinical Endocrinology & Metabolism, 2005, 19 (4): 525-546.

[22] Larochelle J, Freiler J, Dice J and Hagan L. Plasma resistin levels in asthmatics as a marker of disease state. J Asthma, 2007, 44 (7): 509-13.

[23] Lee S, et al. Adenylyl Cyclase-Associated Protein 1 Is a Receptor for Human Resistin and Mediates Inflammatory Actions of Human Monocytes. Cell Metabolism, 2014, 19 (3): 484-497.

[24] Lehrke M, et al. An Inflammatory Cascade Leading to Hyperresistinemia in Humans. PLoS Medicine, 2004, 1 (2): e45.

[25] Menzaghi C, et al. Serum resistin, cardiovascular disease and all-cause mortality in patients with type 2 diabetes. PLoS One, 2013, 8 (6): e64729.

[26] Menzaghi C, et al. Heritability of serum resistin and its genetic correlation with insulin resistance-related features in nondiabetic Caucasians. J Clin Endocrinol Metab, 2006, 91 (7): 2792-5.

[27] Nagaev I B M, Tarkowshi A, Smith U. Human resistin is a systemic immune-derived proinflammatory cytokine targeting both leukocytes and adipocytes PLoS One, 2006 (1): 9.

[28] Pamuk G E, et al. Leptin and resistin levels in serum of patients with hematologic malignancies: correlation with clinical characteristics. Exp Oncol, 2006, 28 (3): 241-4.

[29] Park H K and Ahima R S. Resistin in Rodents and Humans. Diabetes & Metabolism Journal, 2013, 37 (6): 404.

[30] Patel L B A, Kinghorn I J, Murdock P R, et al. Resistin is expressed in human macrophages and directly regulated by PPAR gamma activators. Biochem Biophys Res Commun, 2003, 200 (2): 5.

[31] Patel S D. Disulfide-Dependent Multimeric Assembly of Resistin Family Hormones. Science, 2004, 304 (5674): 1154-1158.

[32] Peng X D, et al. Relationships between serum adiponectin, leptin, resistin, visfatin levels and bone mineral density, and bone biochemical markers in Chinese men. Clin Chim Acta, 2008, 387 (1-2): 31-5.

[33] Pravenec M, et al. Transgenic and Recombinant Resistin Impair Skeletal Muscle Glucose Metabolism in the Spontaneously Hypertensive Rat. Journal of Biological Chemistry, 2003, 278 (46): 45209-45215.

[34] Qi M M, et al. The effect of resistin on nuclear factor-kB and tumor necrosis factor-a expression in hepatic steatosis. Zhonghua Gan Zang Bing Za Zhi, 2012, 20 (1): 40-4.

[35] Rajala M W, Obici S, Scherer P E, et al. Adipose-derived resistin and gut-derived resistin-like molecule-beta selectively impair insulin action on glucose production. J Clin Invest, 2003, 111 (2): 225-30.

[36] Rea R and Donnelly R. Resistin: an adipocyte-derived hormone. Has it a role in diabetes and obesity? Diabetes Obes Metab, 2004, 6 (3): 163-70.

[37] Reilly M P, et al. Resistin is an inflammatory marker of atherosclerosis in humans. Circulation, 2005, 111 (7): 932-9.

[38] Rothwell S E, Richards A M and Pemberton C J. Resistin worsens cardiac ischaemia-reperfusion injury. Biochem Biophys Res Commun, 2006, 349 (1): 400-7.

[39] Sánchez-Solana B, Laborda J and Baladrón V. Mouse Resistin Modulates Adipogenesis and Glucose Uptake in 3T3-L1 Preadipocytes Through the ROR1 Receptor. Molecular Endocrinology, 2012, 26 (1): 110-127.

[40] Schwartz D R and Lazar M A. Human resistin: found in translation from mouse to man. Trends in Endocrinology & Metabolism, 2011.

[41] Silswal N, et al. Human resistin stimulates the pro-inflammatory cytokines TNF-alpha and IL-12 in macrophages by NF-kappaB-depend-

ent pathway. Biochem Biophys Res Commun, 2005a, 334 (4): 1092-101.
[42] Silswal N, et al. Human resistin stimulates the pro-inflammatory cytokines TNF-α and IL-12 in macrophages by NF-κB-dependent pathway. Biochemical and Biophysical Research Communications, 2005b, 334 (4): 1092-1101.
[43] Snag Eun Lee, H-S K. Human resistin in cardiovascular disease. J Smooth Muscle Res, 2012, 48 (1): 9.
[44] Tarkowski A, Bjersing J, Shestakov A and Bokarewa M I. Resistin competes with lipopolysaccharide for binding to toll-like receptor 4. Journal of Cellular and Molecular Medicine, 2009, 14 (6b): 1419-1431.
[45] Weikert C, et al. Plasma Resistin Levels and Risk of Myocardial Infarction and Ischemic Stroke. The Journal of Clinical Endocrinology & Metabolism, 2008, 93 (7): 2647-2653.
[46] Xu J Y. Resistin gene polymorphisms and progression of glycaemia in southern Chinese: a 5-year prospective study. Clin Endocrinol (Oxf), 2007, 66 (2): 211-7.
[47] Yacir Benomar A G, Pamela De Lacy, Delphine Crépin, et al. Central Resistin Overexposure Induces Insulin Resistance Through Toll-Like Receptor 4. DIABETES, 2013, 62: 13.
[48] Yang Y, et al. Resistin and insulin resistance in hepatocytes: resistin disturbs glycogen metabolism at the protein level. Biomed Pharmacother, 2009, 63 (5): 366-74.
[49] Yaturu S, Daberry R P, Rains J, et al. Resistin and adiponectin levels in subjects with coronary artery disease and type 2 diabetes. Cytokine, 2006, 34 (3-4): 219-23.
[50] Zhou L, et al. Resistin reduces mitochondria and induces hepatic steatosis in mice by the protein kinase C/protein kinase G/p65/PPAR gamma coactivator 1 alpha pathway. Hepatology, 2013, 57 (4): 1384-93.

第五章

肿瘤坏死因子

肿瘤坏死因子（tumor necrosis factor，TNF）最早被认为是由巨噬细胞和淋巴细胞分泌的炎症因子，后来发现脂肪组织也能分泌 TNF。在几种肥胖动物模型（ob/ob、tub/tub 和 Zucker fa/fa 大鼠）的脂肪组织中，TNF mRNA 表达水平都上升；而中和其体内的 TNF 后，能增强由胰岛素诱导的葡萄糖吸收。目前的证据表明，TNF 参与肥胖相关的胰岛素抵抗（Moller 等，2000），TNF 可能通过抑制胰岛素介导的胰岛素受体（IR）及 IRS-1 的磷酸化引起胰岛素抵抗。

第一节 ▍ 肿瘤坏死因子简介

肿瘤坏死因子是一种多功能细胞因子，它在 1975 年被 Carswell 首次分离出来，发现身体的大部分器官都受 TNF 影响，具有广泛的生物学功能。肿瘤坏死因子是免疫系统的关键调节组成部分，调节先天性和适应性免疫，是生物医学研究领域研究最深入的因子之一，它最初被确定为导致某些肿瘤出血性坏死的细胞因子（刘保华等，2008）。TNF-α 在细胞中以两种形式存在，一种为 26kDa 的膜型，另一种为 17kDa 游离型，对 TNF 的生物学功能以及应用治疗的深入研究揭示了其功能多样性和作用复杂性。TNF 作为一种先天免疫防御分子，在维持细胞、组织和机体水平的稳态方面发挥重要作用，同时在免疫调节、发热、炎症反应、抑制肿瘤形成和抑制病毒复制等过程中发挥着重要作用。

第二节 ▎肿瘤坏死因子研究概况

一、肿瘤坏死因子的发现

TNF 的发现可以追溯到 19 世纪晚期，当时人们在细菌感染后观察到肿瘤的消退过程。当时人们使用被称为"科利氏毒素"的细菌提取物治疗人类癌症，科利氏毒素是以肿瘤学家 W Coley 的名字命名。250 多年后，从这些提取物中分离出脂多糖，并显示可诱导肿瘤消退，并认为它是血清中的一个导致了肿瘤消退的因子。1975 年，Carswell 研究发现，给小鼠注射卡介苗（BCG）后用内毒素处理，在小鼠血清中含有一种不依赖内毒素的物质，可诱导肿瘤坏死，他们称这种物质为肿瘤坏死因子（Quistad 等，2016），并提出了内毒素诱导肿瘤坏死是由活化的巨噬细胞释放 TNF 介导的假设。虽然已经证明内毒素是治疗肿瘤的有用药物，但由于显著的毒性，其在恶性肿瘤治疗中的临床应用尚未被广泛探索而且解毒后的内毒素只有少量的抗肿瘤活性。因此获得大量纯化的 TNF 是研究其在肿瘤坏死中作用的必要条件。

TNF 的细胞受体（tumor necrosis factor receptor，TNFR）于 1984 年首次被描述，进而发现了一种称为死亡结构域（DD）的新蛋白结构域，负责启动程序性细胞死亡。这些"死亡受体"被证明是凋亡的中心调节因子，作为维持器官完整性的内部和外部传感器。迄今为止已经描述了 19 种不同的 TNF 配体和 29 个 TNFRs。除了细胞凋亡外，TNF/TNFR 超家族还通过激活多种信号通路参与细胞分化和增殖。TNFRs 也在其他脊椎动物模型系统中被广泛研究，如斑马鱼和小鼠。

TNFR 家族是一个由超过 27 个成员组成的大群体，与 TNF 和淋巴蛋白受体具有序列同源性（Ignacio Melero 等，2013）（表 5-1）。

表 5-1 TNFR 家族成员

有无死亡结构域	成员
无死亡结构域 （辅助刺激因子和 炎症因子）	OX40(CD34；TNFRSF4) CD40(TNFRSF5) CD27(TNFRSF7) CD30(TNFRSF8) CD137(4-1BB；TNFRSF9) HVEM(CD270；TNFRSF14) GITR(CD357；TNFRSF18) TNFR1B(CD120b；TNFRSF1B) 淋巴毒素 β 受体(CD18；TNFRSF3) DCR3(TNFRSF6B) DCR1 或 TRAILR3(CD263；TNFRSF10C) RANK(CD265；TNFRSF11A) Fn14 或 TWEAKR(CD266；TNFRSF12A) TACI(CD267；TNFRSF13B) BAFFR(CD268；TNFRSF13C) BCM 或 BCMA(CD269；TNFRSF17) TRADE(TNFRSF19) EDA2R(TNFRSF27)
死亡结构域 （包括凋亡）	TNFR1A(CD120a；TNFRSF1A) FAS 或 APO-1(CD95；TNFRSF6) DR4 或 APO-2 or TRAILR(CD261；TNFRSF10A) DR5 或 KILLER(CD262；TNFRSF10B) DCR2 或 TRAILR4(CD264；TNFRSF10D) 骨素(TNFRSF11B) NGFR(CD271；TNFRSF16) DR6(CD358；TNFRSF21) APO-3 或 DR3(TNFRSF25)

二、肿瘤坏死因子及其分子结构

1. 肿瘤坏死因子蛋白结构

TNF 最初被发现能够促进实验肿瘤快速出血性坏死，因而被命名，其可以分为两种，即肿瘤坏死因子 α（tumour necrosis factorα，TNFα）和肿瘤坏死因子β（Tumour necrosis factorβ，TNFβ）。TNF-α是一种Ⅱ型跨膜蛋白，主要以膜结合形式（mTNFα）存在，分子质量为26kDa。它被分解素和金属蛋白酶蛋白17（ADAM-17）裂解，也被称为TNFα转换酶（TACE），释放一种可溶性形式（17kDa）到循环中。这种裂解的TNF-α被称为可溶性TNFα（sTNFα），而在循环血浆中测量的TNFα被称为循环sTNFα。sTNFα和mTNFα均具有非共价结合的同源三聚体活性（Maki等，2020）。

2. 肿瘤坏死因子受体分子结构

TNFα有两种不同的受体，即TNFR1（TNFRSF1A、CD120a、p55）和TNFR2（TNFRSF1B、CD120b、p75），分子质量分别为55kDa和75kDa。这两种受体是TNFR超家族（TNFRSF）的典型代表。死亡受体通过死亡结构域（DD）启动的外部凋亡途径激活caspase级联反应。大多数激活受体通过TNF受体相关因子（TRAFs）介导细胞内信号。TNFR1和TNFR2是Ⅰ型跨膜蛋白。TNFR1和TNFR2的细胞内片段没有同源序列，并激活不同的信号通路。

TNFR1在几乎所有的细胞类型上都普遍表达。在肾脏中TNFR1主要存在于肾小球和肾小管内皮细胞中。TNFα与TNFR1的结合可以激活两种不同的信号通路，介导细胞凋亡和调节炎症（图5-1）。TNFR1可以被mTNFα和sTNFα激活，包含一个同源细胞质区域（称为DD）。在没有配体的情况下，TNFR1可以与一个包含细胞质蛋白的DD结构域相互作用，称为死亡沉默结构域（SODD），TNFR1优先与含有DD的适配器蛋白相互作用，它可以取代SODD。复合物Ⅰ的形成是暂时的，TRADD与TNFR1分离并与FAS相关的DD蛋白和caspase-8结合，形成复合物Ⅱ，以进行caspase激活（Maki等，2020）。

TNFR2的表达主要局限于免疫细胞和内皮细胞，通常不存在于健康受试者的肾脏中。此外TNFR2对膜结合形式的细胞因

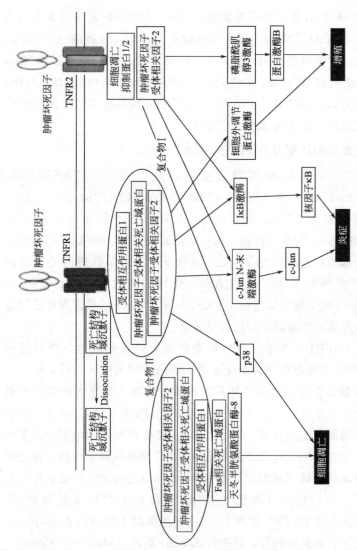

图 5-1 肿瘤坏死因子受体（TNFRs）诱导的途径（Maki 等，2020）

子具有高亲和力。与TNFR1不同，TNFR2在细胞内区域没有DD，这表明有一个不同的下游转导通路被激活。TNFR2缺乏诱导TRADD的能力，但可以直接与TRAF相互作用。当TNFα与TNFR2结合时，胞内结构域诱导现有的细胞质TRAF-2-cIAP-1-cIAP-2复合物。cIAP发挥泛素连接酶活性，可抑制半胱氨酸天冬氨酸蛋白酶和其它凋亡诱导因子，导致NF-κB激活。TNFR1和TNFR2信号激活了NF-κB，它们不能通过激活NF-κB来区分。TNFα和TNFR2之间的相互作用也激活了PI3K-Akt通路。

如上所述，TNFR1和TNFR2膜受体也可以通过TACE转化为可溶性形式（sTNFR1和sTNFR2）。sTNFRs通过与细胞受体竞争TNF-α结合，也可能通过作为显性阴性分子来抑制TNF-α。低浓度的sTNFRs增强了TNF-α的作用，而高浓度则消除了TNFα的作用。考虑到血清TNFR水平比血清TNFα水平高100~500倍，TNFR除了作为TNFα结合蛋白外也可能具有其他功能。

TNF与两种Ⅰ型跨膜受体TNFR1和TNFR2结合。膜远端CRD包含配体前结合组装域（PLAD），这对于配体介导的活性受体复合物形成很重要。TNFR1在几乎所有有核细胞上都有组成性表达。相比之下，TNFR2的表达更受限，在免疫系统的各种细胞上受到高度调控，在血管系统、肌肉和脑组织的细胞中也发挥着重要作用。

三、肿瘤坏死因子产生部位

TNF是一种具备广泛生物学效应的细胞因子，根据其产生部位的不同可以大致分为TNF-α和TNF-β两种类型。TNF-α主要是由活化的单核、巨噬细胞产生的一种细胞因子，最初生成的是26kDa的前体蛋白，N端位于胞内，C端位于胞外，称为跨膜型TNF-α，主要在B细胞中进行生长和分化，它与肿瘤细胞接触后能使肿瘤细胞凋亡。在金属蛋白酶 TNF-α-转换酶（TACE）作用下胞外部分水解为分子质量 17kDa 的多肽，成为可溶性 TNF-α。TNF-β 是 T 淋巴细胞在抗原或有丝分裂原刺激下所产生的淋巴因子。TNF-β 是炎症和免疫反应中一种重要的介质，对大范围肿瘤细胞具有细胞毒性（Wenjing Yu 等，2021）。

四、肿瘤坏死因子及其受体的表达调控

1. 肿瘤坏死因子受体的类型

TNF 的主要细胞来源是巨噬细胞和免疫细胞，它们在应对感染或组织损伤时被激活。因此调控 TNF 的表达对于促进组织稳态和对抗感染至关重要。TNF 与两种 I 型跨膜受体 TNFR1 和 TNFR2 结合。这两种 TNF 受体的胞外结构域包含四个半胱氨酸结构域（CRD）。膜远端 CRD 包含配体前结合组装域（PLAD），这对于配体介导的活性受体复合物的形成很重要。在没有配体的情况下，PLAD 介导同源多聚受体的非活性自关联。TNFR1 在几乎所有有核的细胞上都有组成性表达。相比之下，TNFR2 的表达更受限。tmTNF 作为一种跨膜蛋白合成，可以同时激活 TNFR1 和 TNFR2。sTNF 主要激活 TNFR1。sTNF 和 tmTNF 可以通过 TNFR1 和 TNFR2 的刺激信号传导不同的活性。尽管 sTNF 受到纳摩尔亲和力的影响，但 TNFR2 需要 tmTNF 才能激活。这种差异可能是由于 TNF/TNFR 复合物的不同结合/解离动力学。TNF 与 TNFR1 结合的亲和力高于 TNFR2。这种对 TNFR1 的高亲和力依赖于 TNF/TNFR1 复合物的稳定性，而短寿命的信号失效复合物是由 sTNF 与 TNFR2 短暂结合形成的。化学计量学分析显示了 TNFR1 和 TNFR2 之间配体与受体相互作用的差异，并表明亲和力是 TNF 结合和 TNFR2 下游信号传导的一个重要因素。研究表明，仅机械固定 TNF 就足以激活 TNFR1，而不能激活 TNFR2。TNFR2 激活依

赖于簇形成的稳定。tmTNF介导的tmTNF/TNFR2复合物的形成对于TNFR2的激活是必要的。

膜-近端细胞外茎秆区被确定为控制对sTNF反应的关键决定因素。研究表明，在没有配体的情况下，质膜中TNFRs的排列是决定TNFRs对sTNF反应性的一个基本参数。与TNFR1的相应部分相比，TNFR2的茎区有效地抑制了TNFR2在特定细胞膜区域的聚集。这两个TNFRs在不同的质膜微室中拓扑分离，并独立于受体的细胞质信号域。TNFRs的内结构高度不同，并因此导致其活性的不同。TNFR1属于包含死亡结构域（DD）的受体家族，而TNFR2是一个没有DD的TRAF相互作用的受体（Roman等，2020）。

2. 肿瘤坏死因子受体1途径

在TNF结合后，TNF受体TNFR1通过TRADD与有关蛋白结合，作用于蛋白激酶（RIP1），TNF受体结合相关因子（TRAF2），同时细胞凋亡抑制蛋白（cIAPs）被诱导到受体中（图5-2）。cIAPs利用k63连接的泛素链为线性泛素组装复合物（LUBAC）创建一个对接平台，修饰TNFR1信号胞内复合物（TNFR1-SC），特别是RIPK1。LUBAC向RIPK1添加线性连接的泛素链，进而诱导kappaB激酶抑制酶（IKK）和TGFβ-1（TAK1），它通过适配器蛋白TAK1-2（TAB2）与TNFR1复合物结合。TAK1磷酸化IKKβ，LUBAC向NEMO添加线性泛素，这两者都是IKK复合物的组成部分。然后IKK将IκBα磷酸化，导致其泛蛋白化进而使蛋白酶降解。NFκB解离出IκB并释放到NLS中，导致游离NFκB二聚体的核易位以及NFκB调控靶点的转录。除了经典的NFκB通路，TNFR1信号复合物Ⅰ可以结合并激活不同的MAP激酶（MKK），导致p38MAP激酶和JNK通路的激活。信号复合物Ⅰ可以内化，导致TRAF2和cIAp的解离，随后诱导适配器蛋白Fas与FADD和procaspase-8结合，形成二级促凋亡信号复合物Ⅱ。在死亡诱导信号复合物

(DISC) 中，procaspase-8 被自催化裂解激活，从而激活效应 casp 酶级联，最终导致细胞凋亡。利用系统生物学方法和数学建模，描述了 TNFR1 介导的细胞死亡诱导反应。caspase-8 和 Caspase-3 的浓度及其各自的抑制剂 FLIP、BAR 和 XIAP 是决定细胞命运的关键因素。相反，NFκB 介导的抗凋亡信号通路延迟了死亡时间。当 caspase8 缺失或失活时，活性激酶 RIPK1 激活并聚集 RIPK3，导致坏死体的形成。作为 RIPK3 的组成型结合伴侣，MLKL 被整合到坏死体中。MLKL 的磷酸化导致构象变化，并聚集到质膜上并借助膜通透性执行坏死（Roman 等，2020）。

3. 肿瘤坏死因子受体 2 途径

早期研究已经证实 TNF 具有完善的 TNFR1 信号通路，相比之下，TNFR2 介导的信号通路以及 TNFR2 在 TNF 生物学中的作用在很久以后才被发现（图 5-2）。TNFR2 的激活导致 TRAF2、cIAP1、cIAP2 和 HOIP 的聚集，它们形成了 TNFR2 信号复合物（SC）。由 cIAp 介导的 k63 连接的 SC 多泛素化是 HOIP 聚集所必需的，HOIP 介导 M1 泛素化。HOIP 和 cIAP1 都是 TNFR2 借助 IKKβ 激活 NFκB 所必需的。此外，与 TNFR1 相比，TNFR2 被证明能够诱导非典型的 NFκB 通路。在 TRAF2 降解后，可通过受体内化和溶酶体降解，NIK 经过积累、磷酸化最终激活 IKKα。这导致了 NFκB 的 p100 亚基变为 p52，并且造成 p52/RelBNFκB 异源二聚体的核易位（Roman 等，2020）。

与 TNFR1 类似，TNFR2 可能会导致 c-Jun N 端激酶（JNK）和 p38MAPK 通路的激活。线粒体氨基肽酶 P3 被确定为 TNFR2 信号复合物的新成分，该复合物可以调节 TNF-TNFR2 中 JNK 的磷酸化。研究表明，在线粒体外膜通透性失效的情况下，APP3 以 TNF-defendant 的方式从线粒体中释放，并且 APP3 具有抗凋亡功能。研究表明，在人类 T 细胞（Tregs）中，TNFRT2 通过非典型 NFκB 通路增强细胞增殖，而在小鼠 T 细

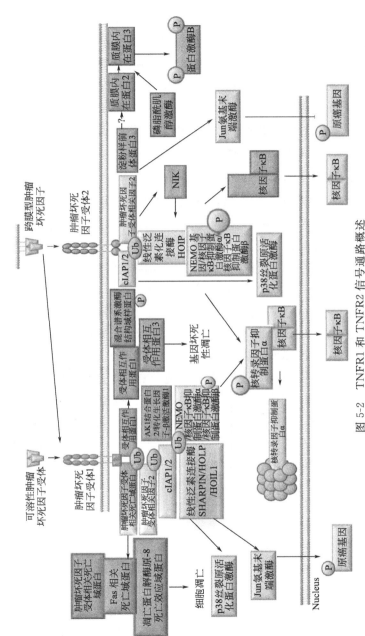

图 5-2 TNFR1 和 TNFR2 信号通路概述

(TNFR1 独有的信号介质都用红色标记,TNFR2 独有的信号成分都用蓝色表示。这两种途径都使用的所有介质都被标记为橙色)(见彩插)

第五章 肿瘤坏死因子　133

胞中，p38 MAPK 对 TNFR2 诱导细胞增殖很重要。此外，TNFR2 通过一种未知的机制可以促进 PI3K（phosphatidylinositol 3-kinase）依赖的蛋白激酶 PKB/Akt 磷酸化。PI3K 将 PIP2 磷酸化，得到第二信使 PIP3。PKB/Akt 可以通过其折叠蛋白同源性（PH）结构域直接与 PIP3 结合的方式聚集到质膜上。之后 PKB/Akt 发生构象变化，并被 PDK-1 激酶激活。激活的 PKB/Akt 随后促进细胞分化和增殖。

4. TNFR1 和 TNFR2 的相反作用

肿瘤坏死因子在调节适应性和先天免疫系统中起着重要作用，因此在感染性和非感染性炎症性疾病中起到关键作用。TNF 在免疫系统中诱导了相反的作用，即它在炎症的启动和协调中起着关键作用的同时也抑制了免疫细胞的活性。这些反作用通常通过 TNFR1 和 TNFR2 介导的不同信号传导来实现。TNFR1 在许多效应免疫细胞上表达，大多数 TNF 介导的促炎功能主要通过 TNFR1 介导。相比之下，TNFR2 的表达受高度调控。在免疫中，TNFR2 主要表达于激活的 T 细胞上，特别是通过调节性 T 细胞的信号参与调节免疫反应。T 细胞是一种特定的免疫调节淋巴细胞亚群，可以抑制自身免疫性疾病的发展。TNFR2 的表达水平与自然调节性 T 细胞的抑制潜能相关，说明抑制因子对 TNFR2 的激活高度敏感。目前已经认识到 TNFR2 有助于 $CD4^+$ $FoxP3^+$ n-Treg 在体内的扩张以及炎症中 $CD4^+$ $FoxP3^+$ Treg 表型的稳定。

五、肿瘤坏死因子的生物学功能

1. TNF-α 与恶性肿瘤

作为一种重要的炎性因子，TNFα 高表达与患者的恶性临床特征有关，致使患者预后不良。机制上，TNFα 可以协同调节其他细胞因子参与肿瘤的发生发展。一方面，TNFα 可以诱导杀伤肿瘤细胞。使用药物载体将TNFα运输到肿瘤部位或者TNFα注射到荷瘤动物模型体内发现其可以诱导肿瘤细胞凋亡；另一方面，TNFα通过激活NF-κB、ERK、MAPK、PI3K/AKT等信号途径增强肿瘤细胞的生存和侵袭能力，抑制TNFα诱导的癌信号可以作为治疗肿瘤的策略之一。TNFα在肿瘤的发生发展中起到了重要的作用，有望成为辅助诊断、治疗和预后的分子标志物。

（1）TNFα与肺癌　TNFα在肺癌患者血清中的表达水平显著升高，可辅助评估患者的疼痛度及预后（郑玲等，2021；武小岗等，2019）。肺癌患者术后若发生肺部感染，患者血清TNFα水平均明显上升（王昌敏等，2019）。研究发现，TNFα体外作用于小细胞肺癌细胞，可使得细胞集落形成能力、迁移和侵袭能力均显著升高（杨洁等，2020）。机制上，TNFα通过激活核因子κB（nuclear factor kappa-B，NF-κB）途径来诱发明显的炎症反应，促进细胞存活、血管生成和侵袭。许多肿瘤细胞对TNFα治疗产生抵抗，这主要是由于NF-κB信号途径的激活。Zhu等人的实验发现，对顺铂耐药和耐辐射的肺癌细胞系中NF-κB和TNFα表达上调最为显著，这两个关键分子可以作为肺癌治疗的标志物（Zhu等，2019）。因此，抑制TNFα诱导的NF-κB信号激活可以作为肺癌治疗的策略之一。陈（Chen等，2017）等人发现，黄芪苷可以抑制TNFα诱导的NF-κB信号，使得A549细胞对TNFα的治疗敏感而发生凋亡（Chen等，2017）。另一方面，TNFα瘤内注射联合化疗，可以提高对晚期非小细胞肺癌的疗效（仇海乐等，2020）。

（2）TNFα与胃癌　与健康组相比，TNFα在胃炎组和幽门螺杆菌感染的人群中表达上调，在幽门螺杆菌感染的慢性胃炎进展至癌前病变，再到胃癌的过程中，TNFα表达逐渐增加（郑轶等，2020）。在胃癌组织中，浸润的巨噬细胞可以通过释放TNFα和IL-6，激活NF-kB和STAT3信号调节程序性死亡受体-配体 1（Programmed cell death-Ligand 1，PD-L1）的表达，帮助肿瘤细胞发生免疫逃逸（Ju 等，2020）。在探索胃癌的治疗方面，研究者们发现抑制 TNFα 诱导的 NF-κB 信号，也可以抑制肿瘤的生长和转移（Li 等，2020；Chen 等，2020）。多种与 TNFα 融合的血管靶向药物已被证明可改善药物在肿瘤组织中的吸收率并增强肿瘤血管功能。在小鼠原位胃癌模型中，Lu 等人评估肿瘤血管归巢肽（TCP-1）靶向递送 TNFα 与 5-Fu 的抗癌作用，结果发现 TCP-1/TNFα 联合 5-Fu 具有协同抑制肿瘤生长、诱导细胞凋亡和减少细胞增殖的作用，且无明显毒性。这些研究都表明了 TNFα 在胃癌治疗方面有着一定的潜力（Lu 等，2017）。

（3）TNFα 与乳腺癌　TNFα 表达水平与乳腺癌淋巴结转移及 ER、HER2 抗原表达相关（Ma 等，2017）。在绝经前的女性中，高血清 TNFα 水平可以显著增加患乳腺癌的风险（Agnoli 等，2017）。蛋白酪氨酸磷酸酶受体 A（PTPRA）是经典的蛋白酪氨酸磷酸酶之一，对于乳腺癌的发生和转移至关重要。研究指出，PTPRA 可以通过 TNFα 介导的 NF-κB 途径促进乳腺癌细胞生长和迁移（Lin 等，2020）。TNFα/Arf6、TNFα-YAP/p65-HK2 轴在乳腺癌细胞的转移中起到了重要的作用（徐瑞等，2020；Gao 等，2017）。体外给予 TNFα 刺激可诱导黏蛋白 4（MUC4）表达，使得 HER2 阳性的乳腺癌细胞系对曲妥珠单抗耐药（Mercogliano 等，2017）。Yu 等人的实验指出，TNFα 活化的骨髓间充质干细胞（mesenchymal stem cells，MSC）可显著促进肿瘤的生长与转移。机制分析表明，TNFα 活化的 MSC 细胞中，CCL5、CCR2 和 CXCR2 配体表达均增加，而 CCL5 和 CCR2 配体是促进肿瘤转移必不可少的支持因素（Yu 等，2017）。在探究治疗方面，Wu 等人的研究指出，TNFα 诱导治疗可以显著降低 G0/G1 期细胞比例，增加 S 期和 G2/M 期的细胞比例，使得乳腺癌细胞对化疗和放疗敏感（Wu 等，2017）。

另外，苏林酸可以通过抑制 NF-κB 信号激活，显著增强 TNFα 诱导的乳腺癌细胞凋亡（孙益青等，2019）。

（4）TNFα 与结直肠癌　TNFα 在结直肠癌患者的血清中显著升高，与患者的 TNM 分级、淋巴结转移以及手术后发生肠梗死相关（眭文妍等，2019；王天，2019）。研究显示，TNFα 可促进结肠癌细胞中 β-catenin、c-myc 及 cyclinD1 蛋白的表达，通过 Wnt/β-catenin 信号通路促进结肠癌细胞的增殖（余钧辉等，2018）。使用 TNFα 处理可以增加 SW620Lgr5＋结肠癌干细胞中 AKT 和 GSK-3β 的磷酸化水平，激活 PI3K/AKT 信号通路促进细胞增殖（戴璐等，2020）。MAPK 激活蛋白激酶 2（MK2）通路也是结直肠癌炎症的主要介质，MK2 信号促进了炎性细胞因子 IL-1β、IL-6 和 TNFα 的产生，参与了肿瘤的生长、侵袭和转移。使用 MK2 抑制剂治疗肿瘤，会减少产生 80% 的 IL-1β、IL-6 和 TNFα，可以减少肿瘤侵袭，消除小鼠肿瘤的发生发展（Ray 等，2018）。此外，TCP-1 肽靶向传递 TNFα 具有更强的抗肿瘤活性，可以诱导更多的细胞凋亡，破坏原位大肠肿瘤的新生血管，有望成为靶向治疗结直肠癌的策略（Shen 等，2016）。

（5）TNFα 与肝细胞癌　TNFα 水平在原发性肝癌患者的血清中显著升高，联合 AFP、AFP-L3 检测可以获得较高的诊断效能（朱艳等，2020）。在肝癌细胞中，TNFα 和 IFN-γ 可以协同诱导 PD-1 的表达促进肿瘤的生长。其作用机制是 TNFα 通过上调 IFN-γ 受体的表达从而增强了 IFN-γ 信号，导致肿瘤细胞适应性免疫抵抗（Li 等，2018）。而 PD-L1 则可将 TNFα 诱导的癌细胞凋亡转换为细胞焦亡，致使肿瘤细胞发生坏死。这是由于在缺氧条件下，p-Stat3 与 PD-L1 发生物理相互作用并促进其核易位，从而增强了 Gasdermin C（GSDMC）基因的转录，经 TNFα 处理后，GSDMC 被 caspase-8 特异切割，产生了 GSDMC N-末端结构域，该结构域在细胞膜上成孔引起细胞焦亡（Hou 等，2020）。Huang 等人使用 TNFα 刺激肝癌 HepG2 细胞后检测细胞蛋白差异表达分析发现，热休克蛋白 70 和 TNFα 的上调与促进细胞迁移、抑制细胞凋亡有关（Huang 等，2017）。在探索治疗方面，TNFα 可作为索拉非尼敏感性的新预测指标，索拉非尼联合乌司他丁可改善高表达 TNFα 肝癌患者的治疗效果（Tan 等，2019）。

（6）TNFα 与白血病　急性白血病患者血清中 TNFα 水平明显升高，与临床疗效有明显的相关性（陆小云等，2020）。TNFα 可以作为白血病患者化疗期间口腔念珠菌病和黏膜炎发病的标志（Ramirez-Amador 等，2017）。Zhou 等人的研究发现，使用靶向 tmTNFα 的抗体可以通过抗体依赖性细胞介导和补体依赖性细胞毒作用杀伤白血病细胞，同时不损伤正常造血细胞，提示 NFα 抗体在治疗白血病中有着一定的潜力（Zhou 等，2015）。Tamai 等人通过实验证明，Amlexanox（氨来占诺）可以下调 S100A6 的表达，从而使得 KMT2A/AFF1 阳性急性淋巴细胞白血病对 TNFα 治疗的敏感性增强（Tamai 等，2017）。抑制环氧化酶-2（COX-2）能促进急性髓系白血病 OCI-AML2 细胞凋亡，使细胞周期阻滞于 G1 期，其机制可能是通过上调 p53、下调 TNF-α 表达实现的（陈文婷等，2020）。因此，TNFα 可能是白血病治疗的有效靶点。

（7）TNFα 与其它肿瘤　TNFα 在其它多种肿瘤中也发挥了重要的作用。Scheff 等人在口腔癌细胞上清液和致癌小鼠舌组织中检测到了高浓度 TNFα，并发现抑制 TNFα 信号破坏 T 细胞浸润，可消除功能性痛觉异常（Scheff 等，2017）。TNFα 可以显著刺激胰腺癌的生长和迁移（Partecke 等，2017）。腹膜是卵巢癌最常见的转移部位，Lau 等人的研究发现，TNFα-TGFα-EGFR 途径在这个过程中发挥了重要的作用（Lau 等，2017）。

2. 促进炎症反应

TNF 是典型的促炎细胞因子，它是宿主防御和炎症反应的中心，但在某些情况下也会引发细胞死亡和组织退化。在免疫介导疾病的发展过程中,尤其是那些影响中枢神经系统（CNS）的疾病,其多效作用往往导致相反的结果。TNF信号至少包括一个双配体和两个受体（TNFR1和TNFR2）系统,配体和受体在不同的细胞类型上都有不同的表达和调节。由此产生的功能多样性是许多研究的焦点,但对TNF信号的一般功能仍没有普遍共识。有证据表明TNF在生理和病理条件下对中枢神经系统产生影响。TNF及其主要的促炎受体TNFR1的功能降低常常造成多发性硬化症的恶化。在发现TNF后不久,实验证明TNF的异常变化会引发实验动物的类风湿性关节炎、胰岛素炎和炎症性肠病以及中枢神经系统各种疾病,包括脓毒症、慢性免疫、自身免疫缺失、癌症。因此,TNF很快就被认为是一个重要的治疗靶点。目前,TNF抑制剂已成为治疗免疫疾病最有利的"武器"之一,特别是类风湿关节炎、银屑病和炎症性肠病（Probert等,2015）。

3. TNF在免疫中的稳态功能

TNF缺陷小鼠显示,TNF除了具有促炎作用外,还具有显著的稳态功能,并且对我们的宿主防御所需的免疫系统的最佳功能至关重要。事实上,已经有研究表明,TNF是B细胞发育分化、次级淋巴组织结构分化以及生发中心（GC）和滤泡树突状细胞（FDC）的形成所必需的。此外,TNF通过肉芽肿的形成和维持来对抗病原体,肉芽肿是受感染的巨噬细胞和淋巴细胞的组织积累。TNF对于解决炎症和促进组织修复也是非常重要的。TNF的稳态潜能被认为主要是由TNF/TNFR2信号通路介导的（Sophie等,2018）。

4. TNF参与调节多个器官的发育

TNF-α参与调节多个器官的发育的作用可以追溯到原肠形成,在此期间它促进胚胎分化和细胞凋亡。器官发育受到一个复杂信号网络的精确调控,其中TNF-α参与调节多个器官的发育

(图 5-3)。TNF-α 通过调节神经祖细胞（NPCs）的存活、增殖和分化，在胚胎和新生儿的神经发育过程中起着核心作用。TNF-α 参与大脑发育的各个阶段，通过激活 NF-κB 信号通路增加胚胎发育早期神经元的数量，通过激活 caspase 通路诱导胚胎发育后期神经元凋亡。TNF-α 通过增加角质化包膜形成的速度来促进新生儿角质形成细胞的分化。它还促进毛囊周期从生长到退化期的进展，从而在表皮发育和毛泡形态发育中发挥重要的调节作用。TNF-α 促进骨髓源性间质干细胞（BMSCs）、破骨细胞

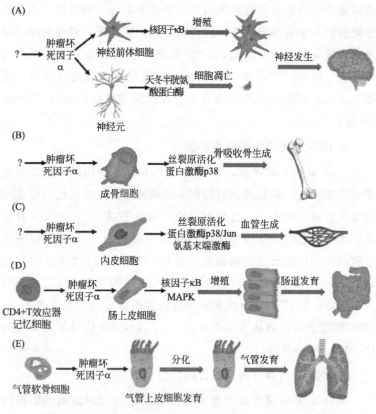

图 5-3　TNF-α 在器官发育过程中调节几个重要的生物过程
（A）神经；（B）成骨；（C）血管生成；（D）肠道发育；（E）气道发育

祖细胞和软骨细胞的增殖。TNF-α不依赖于NF-κB信号通路也能促进骨髓间质干细胞的迁移。TNF-α激活成骨细胞和软骨细胞中的p38MAPK信号通路，增强骨吸收，从而促进骨生长，TNF-α在不同的发育阶段表现出不同的作用。胚胎小鼠瓣膜内皮细胞分泌的TNF-α诱导VICs细胞凋亡，TNF-α敲除后小鼠心脏瓣膜增厚。鸡胚胎绒毛膜尿囊膜分析表明，TNF-α可以促进血管生成。TNF-α基因敲除小鼠的胚胎在暴露于环磷酰胺后更容易发生肢体畸形，这证实了TNF-α作为一种细胞因子，保护胚胎免受致畸物的影响。TNF-α也促进人类胎儿肠道干细胞的生长。TNF-α敲除的斑马鱼胚胎发生严重的肝脏发育不良，表明TNF-α在肝脏发育中起着重要作用。气管软骨分泌的TNF-α调节胚胎中气道上皮细胞的分化。此外，机械通气可通过诱导转化生长因子（TGF）信号通路导致TNF-α基因敲除小鼠的支气管、肺发育不良，这表明TNF-α和TGF信号通路之间的平衡对气道发育至关重要。因此，TNF-α通过激活NF-κB信号调控细胞存活、分化和增殖，激活caspase-8信号促进细胞凋亡，在各种器官的发育中发挥重要作用。TNF-α在器官发育和细胞信号通路中的调控机制有待进一步研究（Kai等，2021）。

六、肿瘤坏死因子多态性研究

TNF-α基因位于人类MHC第3区第6号染色体6P21处，由激活的单核细胞、巨噬细胞和T细胞产生，为17kD亚单位多聚体，由157个氨基酸构成，基因长约3.5kb，mRNA长度为1.7kb，TNF-α受体分为TNFR（分子质量为55kD）和TNFRI（分子质量为75kD）两种形式。TNF-α通常以二聚体、三聚体或五聚体的形式存在于体内，TNF-α的基因多态性主要表现为－G308A、－G238A、－G276A、－G163A、－T1031C、－C863A、－C857T和＋G70A等位点的碱基变异（杨巧玉等，2015）。－G308A在白色人种中与HLA-DR3连锁不平衡有关，并且-G308A等位基因与HLA-DR3、A1、B8单倍体型显著相关（Min等，2014）。人类的TNF-α基因在1985年完成克隆技术，定位于6p21.4，长约3.6kbp，有4个外显子和3个内含子，在基因位置区域上主要在于MHC基因位置域的HLA-B和HLA-C2位点之间的MHC3类基因区域，由TNFα、TNFβ进行编码。位于启动子区238位和308位存在单核苷酸多态性，目前临床上认为其与TNF的转录调节有一定关系，在疾病研究上主要存在自身免疫性疾病、肿瘤、慢性乙肝、胰岛素抵抗等疾病的基因易感性。

参考文献

[1] Agnoli C, Grioni S, Pala V, et al. Biomarkers of inflammation and breast cancer risk: a case-control study nested in the EPIC-Varese cohort [J]. Sci Rep, 2017, 7 (1): 12708.

[2] Chen M, Cai F, Zha D, et al. Astragalin-induced cell death is caspase-dependent and enhances the susceptibility of lung cancer cells to tumor necrosis factor by inhibiting the NF-small ka, CyrillicB pathway [J]. Oncotarget, 2017, 8 (16): 26941-26958.

[3] Chen P, Guo H, Wu X, et al. Epigenetic silencing of microRNA-204 by Helicobacter pylori augments the NF-κB signaling pathway in gastric cancer development and progression [J]. Carcinogenesis, 2020, 41 (4): 430-441.

[4] 陈文婷，林丽娥，刘丹，等.COX-2抑制人急性髓系白血病OCI-AML2细胞株内p53、TNF-α的表达 [J]. 热带医学杂志，2020, 20 (7): 882-886+906.

[5] 戴璐，赵晓鹏，马璐，等.TNF-α通过激活PI3K/AKT通路促进SW620～（Lgr5+）结肠癌干细胞增殖 [J]. 细胞与分子免疫学杂志，2020, 36 (1): 33-41.

[6] Gao Y, Yang Y, Yuan F, et al. TNFalpha-YAP/p65-HK2 axis medi-

ates breast cancer cell migration [J]. Oncogenesis, 2017, 6 (9): e383.

[7] Hou J, Zhao R, Xia W, et al. PD-L1-mediated gasdermin C expression switches apoptosis to pyroptosis in cancer cells and facilitates tumour necrosis [J]. Nat Cell Biol, 2020, 22 (10): 1264-1275.

[8] Huang B P, Lin C S, Wang C J, et al. Upregulation of heat shock protein 70 and the differential protein expression induced by tumor necrosis factor-alpha enhances migration and inhibits apoptosis of hepatocellular carcinoma cell HepG2 [J]. Int J Med Sci, 2017, 14 (3): 284-293.

[9] Ignacio Melero, Daniel Hirschhorn-Cymerman, Aizea Morales-Kastresana, et al. Agonist antibodies to TNFR molecules that costimulate T and NK cells [J]. Clinical cancer research, 2013, 19 (5): 1044-1053.

[10] Ju X, Zhang H, Zhou Z, et al. Tumor-associated macrophages induce PD-L1 expression in gastric cancer cells through IL-6 and TNF-α signaling [J]. Exp Cell Res, 2020, 15 (2): 112315.

[11] Kai You, Hui Gu, Zhengwei Yuan, et al. Tumor Necrosis Factor Alpha Signaling and Organogenesis [J]. Frontiers in Cell and Developmental Biology, 2021, 9: 727075.

[12] Lau T S, Chan L K, Wong E C, et al. A loop of cancer-stroma-cancer interaction promotes peritoneal metastasis of ovarian cancer via TNFalpha-TGFalpha-EGFR [J]. Oncogene, 2017, 36 (25): 3576-3587.

[13] Li J, Tong G, Huang C, et al. HOXC10 promotes cell migration, invasion, and tumor growth in gastric carcinoma cells through upregulating proinflammatory cytokines [J]. J Cell Physiol, 2020, 235 (4): 3579-3591.

[14] Li N, Wang J, Zhang N, et al. Cross-talk between TNF-alpha and IFN-gamma signaling in induction of B7-H1 expression in hepatocellular carcinoma cells [J]. Cancer Immunol Immuno ther, 2018, 67 (2): 271-283.

[15] Lin C, Xin S, Huang X, et al. PTPRA facilitates cancer growth and migration via the TNF-α-mediated PTPRA-NF-κB pathway in MCF-7 breast cancer cells [J]. Oncol Lett. 2020, 20 (5): 131.

[16] Lu L, Li Z J, Li L F, et al. A novel vascular-targeting peptide for gastric cancer delivers low-dose TNFalpha to normalize the blood vessels and improve the anti-cancer efficiency of 5-fluorouracil [J]. Peptides, 2017, 97: 54-63.

[17] 陆小云, 张焕新. 急性白血病血清 sICAM-1、IL-10 和 TNF-α 水平变化及临床意义 [J]. 临床血液学杂志, 2020, 33 (6): 762-766.

[18] Ma Y, Ren Y, Dai Z J, et al. IL-6, IL-8 and TNF-alpha levels correlate with disease stage in breast cancer patients [J]. Adv Clin Exp Med, 2017, 26 (3): 421-426.

[19] Maki Murakoshi, Tomohito Gohda, Yusuke Suzuki, et al. Circulating Tumor Necrosis Factor Receptors: A Potential Biomarker for the Progression of Diabetic Kidney Disease [J]. International Journal of Molecular Sciences, 2020, 21 (6): 1957.

[20] Mercogliano M F, De Martino M, Venturutti L, et al. TNFalpha-Induced Mucin 4 Expression Elicits Trastuzumab Resistance in HER2-Positive Breast Cancer [J]. Clin Cancer Res, 2017, 23 (3): 636-648.

[21] Min L, Chen D, Qu L, et al. Tumor necrosis factor-a polymorphisms and colorectal cancer risk: a meta-analysis [J]. Plos One, 2014, 9 (1): 187-193.

[22] Partecke L I, Kading A, Trung D N, et al. Subdiaphragmatic vagotomy promotes tumor growth and reduces survival via TNFalpha in a murine pancreatic cancer model [J]. Oncotarget, 2017, 8 (14): 22501-22512.

[23] Probert L. TNF and its receptors in the CNS: The essential, the desirable and the deleterious effects [J]. Neuroscience, 2015, 302: 2-22.

[24] 仇海乐, 戎冬文, 贾军梅. 肿瘤坏死因子-α 瘤内注射联合化疗治疗晚期非小细胞肺癌疗效观察 [J]. 肿瘤基础与临床, 2020, 33 (5):

404-406.

[25] Quistad S D, Traylor-Knowles N, et al. Precambrian origins of the TNFR superfamily [J]. Cell Death Discovery, 2016, 2 (01): 443-446.

[26] Ramirez-Amador V, Zambrano J G, Anaya-Saavedra G Z, et al. TNF as marker of oral candidiasis, HSV infection, and mucositis onset during chemotherapy in leukemia patients [J]. Oral Dis, 2017, 23 (7): 941-948.

[27] Ray A L, Berggren K L, Restrepo Cruz S, et al. Inhibition of MK2 suppresses IL-1beta, IL-6, and TNF-alpha-dependent colorectal cancer growth [J]. Int J Cancer, 2018, 142 (8): 1702-1711.

[28] Roman Fischer, Roland E. Kontermann, Klaus Pfizenmaier. Selective Targeting of TNF Receptors as a Novel Therapeutic Approach [J]. Frontiers in Cell and Developmental Biology, 2020, 8: 401.

[29] Scheff NN, Ye Y, Bhattacharya A, et al. Tumor necrosis factor alpha secreted from oral squamous cell carcinoma contributes to cancer pain and associated inflammation [J]. Pain, 2017, 158 (12): 2396-2409.

[30] Shen J, Li Z J, Li L F, et al. Vascular-targeted TNFalpha and IFN-gamma inhibits orthotopic colorectal tumor growth [J]. J Transl Med, 2016, 14 (1): 187.

[31] Sophie Steeland, Claude Libert, Roosmarijn E Vandenbroucke. A New Venue of TNF Targeting [J]. International Journal of Molecular Sciences, 2018, 19 (5): 1905-1942.

[32] 眭文妍,范晓慧,陈丽红,等.TNF-α、FoxM1在结直肠癌组织中的表达及相关性分析 [J]. 中国医学创新, 2019, 16 (26): 119-122.

[33] 孙益青,黄维娜,邵霞,等. 苏林酸在肿瘤坏死因子-α诱导乳腺癌细胞凋亡中的增敏作用 [J]. 中国临床药理学杂志, 2019, 35 (24): 3217-3219.

[34] Tan W, Luo X, Li W, et al. TNF-alpha is a potential therapeutic target to overcome sorafenib resistance in hepatocellular carcinoma [J]. EBioMedicine, 2019, 40: 446-456.

[35] Tamai H, Yamaguchi H, Miyake K, et al. Amlexanox Downregulates S100A6 to Sensitize KMT2A/AFF1-Positive Acute Lymphoblastic Leukemia to TNFalpha Treatment [J]. Cancer Res, 2017, 77 (16): 4426-4433.

[36] 王昌敏, 陈程, 庞秀慧. 肺癌术后肺部感染患者血清CRP、TNF-α、IL-2水平变化及临床意义 [J]. 癌症进展, 2019, 17 (19): 2296-2298+2301.

[37] 王天. 结直肠癌手术后患者血浆降钙素原、C反应蛋白、肿瘤坏死因子α水平的变化与术后肠梗阻的关系 [J]. 中国基层医药, 2019 (13): 1570-1573.

[38] Wenjing Yu, Chider Chen, Xiaoxing Kou, et al. Mechanical force-driven TNFα endocytosis governs stem cell homeostasis [J]. Bone Research 2021, 9 (01): 37-49.

[39] Wu X, Wu M Y, Jiang M, et al. TNF-alpha sensitizes chemotherapy and radiotherapy against breast cancer cells [J]. Cancer Cell Int, 2017, 17: 13.

[40] 武小岗, 李娜, 曹丽, 等. 血清肿瘤坏死因子α水平与肺癌患者疼痛程度的相关性研究 [J]. 现代生物医学进展, 2019, 19 (16): 3172-3174+3200.

[41] 杨洁, 郑凤龙, 任喜尚. 葛根素对人炎性因子肿瘤坏死因子-α诱导的小细胞肺癌细胞迁移和侵袭促进作用的影响及机制 [J]. 中国老年学杂志, 2020, 40 (3): 616-620.

[42] 徐瑞, 邱彤璐, 梅杰, 等. 肿瘤坏死因子-α促进乳腺癌转移的分子机制研究 [J]. 中华细胞与干细胞杂志（电子版）, 2020, 10 (1): 20-25.

[43] 杨巧玉, 聂汉祥, 何青, 等. 肿瘤坏死因子-α-308G/A基因多态性与支气管哮喘易感性关系的Meta分析 [J]. 临床内科杂志, 2015, 18 (9): 531-534.

[44] Yu P F, Huang Y, Han Y Y, et al. TNFalpha-activated mesenchymal stromal cells promote breast cancer metastasis by recruiting CX-CR2 (+) neutrophils [J]. Oncogene, 2017, 36 (4): 482-490.

[45] 余钧辉, 孙学军, 郑见宝, 等. TNF-α通过Wnt/β-catenin信号通路

促进结肠癌细胞的增殖[J].西安交通大学学报(医学版),2018,39(04):504-508.

[46] 郑轶,刘颜敏,陈志涛,等.幽门螺杆菌感染的胃癌和癌前病变组织中肿瘤坏死因子-α的表达及临床意义[J].临床内科杂志,2020,37(10):718-720.

[47] 郑玲,葛晓燕,黄少军,等.肺癌并发肺部感染PA与癌胚抗原和TNF-α的表达及临床意义[J].中华医院感染学杂志,2021,31(03):360-364.

[48] Zhou X, Zhou S, Li B, et al. Transmembrane TNF-alpha preferentially expressed by leukemia stem cells and blasts is a potent target for antibody therapy [J]. Blood, 2015, 126 (12): 1433-1442.

[49] 朱艳,夏芹芹,罗俊,等.甲胎蛋白、甲胎蛋白异质体与TNF-α因子联合检测在原发性肝癌诊断中的应用价值[J].临床和实验医学杂志,2020,19(4):383-386.

[50] Zhu R, Xue X, Shen M, et al. NFkappaB and TNFalpha as individual key molecules associated with the cisplatin-resistance and radioresistance of lung cancer [J]. Exp Cell Res, 2019, 374 (1): 181-188.

第六章
内脂素

Visfatin 在首次被发现时，被定义为一个能够促进脂肪细胞分化的因子，然而越来越多的研究证实了 Visfaitn 除了在脂肪组织中能够发挥相关作用以外，还可以对细胞能量代谢产生一定影响。许多临床研究发现在 2 型糖尿病、肥胖等病人体内 Visfatin 的水平发生变化，因而探讨 Visfatin 的转录调控以及其对脂代谢和糖异生的影响，能够加深对代谢相关疾病的理解。

第一节　内脂素简介

内脏脂肪素（visfatin），是最近发现的在脂肪组织内高表达的脂肪细胞因子。它是一种由 473 个氨基酸组成的蛋白，因其首先被发现于内脏组织和主要在内脏组织中表达，而被命名为 visfatin。研究表明，visfatin 主要表达在脂肪组织以及分离的脂肪细胞，另外在骨髓、肝脏、骨骼肌、心脏、胎盘、肺等组织以及其它免疫细胞中亦有表达。最近的研究发现它能与胰岛素受体相结合，发挥类胰岛素作用，降低血糖浓度，因此推测它可能是与肥胖、糖尿病等代谢综合征相关的蛋白。vinsfatin 水平的变化可能是内分泌、代谢紊乱性疾病病情变化的敏感指标。

第二节　内脂素研究概况

一、内脂素的发现

1994年，Samal等从外周血淋巴细胞cDNA文库中分离得到一段基因，即前B细胞克隆增强因子（Pre-B cell colony-enhancing factor，PBEF）。它位于7号染色体长臂的7q22.1和7q31.33间，编码由491个氨基酸组成的52kDa的多肽。它通过协同增强干细胞因子与白介素-7（IL-7）的作用，促进前B细胞形成（Samal等，1994）。2005年，Fukuhara等学者以内脏脂肪和皮下脂肪的cDNA作为模板，获得了8800对聚合酶链反应产物，发现有一段序列在内脏脂肪组织中表达量很高，因而将其命名为内脏脂肪素Visfatin（Fukuhara等，2005）。后来经比对发现它与PBEF和烟酰胺磷酸核糖基转移酶（Nicotinamide phosphoribosyl transferase，Nampt）是同一物质。Nampt是哺乳动物体内辅酶烟酰胺腺嘌呤二核苷酸（Nicotinamide adenine dinucleotide，NAD）生物合成过程中的限速酶，它在不同物种中高度保守（Revollo等，2007）。

二、内脂素的分子结构

1. Visfatin的基因结构特征

Visfatin基因位于人类第7号染色体q22.1~q31.33之间，长37.4kb，分子质量为52kD，包含11个外显子与10个内含子；所有外显子/内含子的剪接点均符合AG/GT规律。内脏脂肪素的基因位于5'区转录起始点上游，3.2kb的序列中有两个特殊的启动子区，这在一定程度上提示了内脏脂肪素在不同组织中的表达可能有所不同。这两个启动子区有对多重激活和化学应答起重要作用的调控原件，如生长因子（GR）、激活蛋白因子（AP)-1、信号转导及转录激活因子（STAT）和核因子（NFs）等的结合位点。这些结合位点位于内脏脂肪素启动子结合区，为内脏脂肪素在很多病理生理变化中的表达上调提供了重要依据。

内脂素 cDNA 含有编码区和非编码区，长 2376bp，仅有 1 个长 1470bp 的平放读码框，编码由 473 个氨基酸组成的分子量为 52000 的多肽，其中包含 2 个天冬酰胺糖基化位点、4 个蛋白激酶 C 磷酸化位点、5 个肌酸激酶磷酸化位点。PBEF/Visfatin 的 mRNA 有三个转录产物，分别长 2000bp、2400bp 和 4000bp，其中以 2400bp 的转录产物占优势。

2. Visfatin 蛋白分子结构特征

Visfatin 蛋白结构特点是没有典型信号肽特征序列。另外，由于可变剪接的存在，Visfatin 编码一些大小不一的转录产物，这些产物序列上存在多个激酶磷酸化位点，参与 Visfatin 生物学效应发挥。遗传进化上该蛋白严格保守，表明其在生物体中扮演重要角色。猪 Visfatin 不同转录本编码的蛋白中，以 52kD 蛋白最为活跃。该蛋白序列存在多个磷酸化和糖基化等功能位点，包括依赖于 cAMP 和 cGMP 的蛋白激酶磷酸化、蛋白激酶 C 磷酸化、酪蛋白激酶 II 磷酸化、酪氨酸激酶磷酸化、N-糖基化、N-十四（烷）酰化、酪氨酸硫酸盐化、酰氮化等位点（Zaiqing 等，2005），这些位点可能是 Visfatin 发挥生物学效应的关键区域。Visfatin 主要以二聚体形式出现，每个单体包括 13 个 α-螺旋和 19 个 β-链形成的两个结构域。一个结构域包含 7 股反向平行的 β 片层组成的 β 折叠 1，两个反平行的 β 片层组成的 β 折叠 2 和一个 α-螺旋束。一个结构域包括一个经典的 β/α 折叠桶（图 6-1）。对比 PBEF/Visfatin/Nampt 的 13 条氨基酸序列，发现大多数活性位点的残基是高度保守的（Kim 等，2006；Wang 等，2006）。

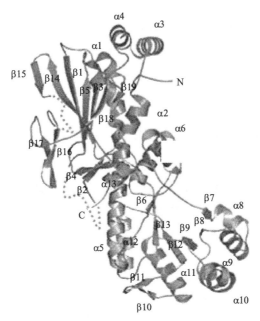

图 6-1 Visfatin 二级结构图（Wang 等，2006）

三、内脂素的产生部位

Visfatin 在体内广泛表达。目前认为，它在脂肪组织中表达量很高，肝脏、肾脏、心脏中表达量较高，此外，在心肌组织、胎盘、骨骼肌、脾、肺、骨髓、外周血淋巴细胞、脑、胰腺、小肠、肾上腺中也有表达（Samal 等，1994；Fukuhara 等，2005；Revollo 等，2004）。

作为细胞因子，Visfatin 有胞内蛋白和胞外蛋白两种存在形式。由于 Visfatin 蛋白缺乏典型的分泌所需信号肽，胞外存在的 Visfatin 一度被认为是由于细胞的死亡或破裂才出现在细胞外的。但是后续研究发现 Visfatin 是通过一种非经典的分泌途径分泌出细胞外的，而不是通过经典的内质网到高尔基体的分泌途径。但是无论其位于胞内还是胞外，都可以发挥功能，但作用强度是不一样的（Sethi，2007）。胞外的 Visfatin/Nampt（eNampt）主要由分化成熟的脂肪细胞产生，小鼠前脂肪细胞株 HIB-1B 既能产生 eNampt，也能产生胞内的 iNampt（Revollo 等，2007）。此外，巨噬细胞和肝细胞也可产生 eNampt（Skop 等，2010）。

四、内脂素的表达调控

Kendal 等学者发现在羊膜上皮细胞中，NF-κB 和 AP1 能调控 Visfatin 的表达，当使用 IL-1β 处理该细胞时，Visfatin 的表达上调，当使用阻止 NF-κB 和 AP1 入核或者被修饰的抑制剂时，发现这种上调作用消失（Li 等，1995）。有研究显示，缺氧条件下，3T3-L1 细胞中 PBEF/Visfatin/Nampt 的表达上调，缺氧诱导因子-1α（Hypoxia-inducible factor-1α，HIF-1α）能结合 PBEF/Visfatin/Nampt 启动子的-325/-321bp 和-317/-313bp 处，从而直接调控其表达（Segawa 等，2006）。研究结果表明，在人巨噬细胞中，PPARγ 激动剂上调 PBEF/Visfatin/Nampt 的 mRNA，但是它不影响小鼠巨噬细胞和人脂肪细胞中 PBEF/Visfatin/Nampt 的表达。PPARγ 能直接结合在人 PBEF/Visfatin/Nampt 启动子的-1501/-1513 处的序列。PPARγ 直接上调人巨噬细胞中 PBEF/Visfatin/Nampt 的蛋白表达量以及分泌量（Mayi 等，2010）。最近发现，Foxo1 可对其直接调控，敲除 *Foxos*（1/3/4）小鼠中，无论是正常喂养还是高脂喂食，Sirt1 的表达量不会受到影响，但是，其活性发生了变化。敲除 *Foxos*（1/3/4）小鼠中，NAD$^+$ 的含量变少，但 NAD$^+$ 从头合成途径中的相关酶的表达量并没有发生变化，但是，其经典补救途径中的限速酶 Nampt 的表达量下降。在小鼠原代肝细胞中，超表达 *Foxo1* 能够上调 *Nampt* 的表达；敲减 *Foxo1* 能够使 *Nampt* 的表达下降。双荧光素酶实验以及 chip 实验均验证了 *Foxo1* 对 *Nampt* 启动子的调控。在小鼠原代肝细胞中，超表达 *Foxo1* 能

够上调 *Nampt* 的表达（Tao 等，2011）。

近年来关于 PBEF/Visfatin/Nampt 的非常多，各学者对该基因的探究常出现矛盾甚至相反的结论（Arner 等，2006）。因而，PBEF/Visfatin/Nampt 的功能及作用机制有待更加详细缜密的研究。

五、内脂素的生物学功能

1. 内脏脂肪素模拟胰岛素的作用

PBEF/Visfatin/Nampt 可能具有多个方面的功能。研究显示，该因子有模拟胰岛素的作用，可以降低小鼠血糖，并通过与胰岛素受体的结合来激活胰岛素受体（Fukuhara 等，2005）。后续的研究却得出了矛盾的结果。相关研究结果表明，PBEF/Visfatin/Nampt 提高胰岛素受体底物-1 蛋白（IBS-1 protein）酪氨酸磷酸化水平，增强了胰岛素活性，并上调了 PPARγ 和 SREBP-2 的 mRNA 水平（Sun 等，2009）。在 PBEF/Visfatin/Nampt 杂合缺失型小鼠中，在使用葡萄糖刺激时它的胰岛素分泌受损，当补充外源性 NMN 时这一能力将会恢复，对从该小鼠中分离出的胰岛补充足够的 NMN 后，胰岛素分泌的量增加，与正常对照水平相当。这说明在 β 细胞分泌胰岛素的过程中，PBEF/Visfatin/Nampt 有非常重要的作用（Belenky 等，2007）。

Visfatin 即烟酰胺单核苷酸转移酶，参与调控细胞的许多活动，它能增强血管平滑肌细胞（Smooth muscle cell，SMC）成熟所必需的 NAD^+ 依赖的蛋白脱乙酰基酶 Sirt1 的活性（Revollo 等，2004）。此外，Sirt1 作为一种脱乙酰化酶可以介导 p53 的降解，影响细胞周期。另外，在 NAD^+ 的作用下，Sirt1 的活性增强，胰岛素的分泌受到影响（图 6-2）。

2. Visfatin 的免疫调节功能

Visfatin 也被当作一种新的炎症因子。炎症发生时，它能发

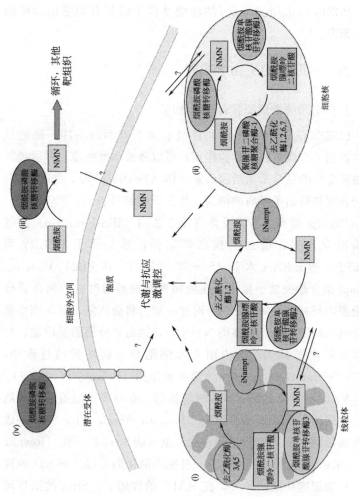

图 6-2 Nampt 作用于细胞代谢的模式(Garten 等,2009)

挥凋亡抑制剂的功能。一些研究表明，Visfatin可以通过线粒体途径抑制棕榈酸诱导胰岛β细胞的凋亡。在用胞外的Visfatint处理巨噬细胞时，可以缓解由胆固醇引起的凋亡。胆固醇可以引发内质网应激，胞外的Visfatin不能影响内质网应激的经典的CHOP-UPR途径，但是其可以增加IL-6的自分泌与旁分泌，进而激活STAT3这个存活途径，从而使更多的细胞得以生存（Li等，2008）。

临床研究显示，在慢性炎症性疾病个体中，例如慢性阻塞性疾病、色素性胆固醇结石、慢性肠炎、睡眠呼吸暂停综合征，甚至包括胃肠道癌症患者中，其血液PBEF/Visfatin/Nampt浓度显著增加（Xie等，2007；Nakajima等，2009；Trakada等，2009）。此外，在炎症肠道疾病的患者中，血浆Visfatin水平明显升高，溃疡性结肠炎病人结肠组织的Visfatin mRNA的表达比对照高出很多。在一些病理生理条件下的免疫组织中，如牛皮癣、急性肺损伤、肺血管内皮细胞屏障失调和类风湿关节炎组织中，Visfatin的表达上调（Koczan等，2005；Garcia and Vinasco，2006；Nowell等，2006；Varma等，2006）。在一些促炎因素如oxLDLs、TNF-α的作用下，THP-1单核细胞中的Visfatin表达量上调（Dahl，2007）。

PBEF/Visfatin/Nampt通过增强小肠白细胞介素-6等因子的产生；加强人类单核细胞的吞噬作用（Moschen等，2007）。Alexander用不同浓度的PBEF/Visfatin/Nampt处理外周血单核细胞和白细胞，发现IL-6、IL-1β、IL-10、TNF-α表达量增加，MAPK抑制剂可抑制PBEF/Visfatin/Nampt带来的改变。Skokowa等发现PBEF/Visfatin/Nampt诱导早幼粒白血病细胞株及$CD34^+$骨髓干细胞分化为成熟粒细胞，上调CD40和CD80的表达。重组的Visfatin具备激活人类白细胞的能力，诱导生成细胞因子。Visfatin诱导$CD14^+$单核细胞中IL-1β、TNF-α和IL-6的生成（Xie等，2007）。

这些结果似乎表明脂肪细胞和巨噬细胞衍生的 Visfatin 可能是一个重要的炎症和免疫调节子。但是，关于其调节炎症和免疫的信号途径以及转入循环的机制还无法完全确定。

3. 内脏脂肪素与细胞生长、增殖及凋亡

内脏脂肪素能够有效地利用多余的葡萄糖延长细胞寿命、增加血管生成的活性。内脏脂肪素还能诱导血管平滑肌细胞（vascular smooth muscle cells，VSMCs）的增殖。内脏脂肪素对细胞分化也有重要作用，如给健康人服用高剂量的内脏脂肪素合成所需的底物，即维生素 B_3，能诱导中性粒细胞分化。内脏脂肪素能有效抑制内质网刺激物诱导的巨噬细胞的凋亡，并参与免疫细胞的基因毒性应激和氧化应激，增强免疫细胞在应急下的生存能力。就是说内脏脂肪素作为一种新的炎症因子对大量炎症刺激发挥凋亡抑制剂的功能，其在延缓模拟败血症中性粒细胞凋亡过程中担当着必不可少的角色。

4. 内脏脂肪素与脂代谢及肥胖

（1）内脏脂肪素与脂代谢　内脏脂肪素能促进前脂肪细胞中的三酰甘油的聚集，并且与循环中高密度脂蛋白胆固醇（high-density lipoprotein cholesterol，HDL-C）呈正相关，与低密度脂蛋白胆固醇（low-density lipoprotein cholesterol，LDL-C）、甘油三酯（triglyceride，TG）呈负相关，这种相关性是独立于肥胖和胰岛素抵抗之外的，提示内脏脂肪素与脂代谢紊乱有关。HDL-C 的改变与总血细胞中 NAD 浓度改变呈正相关，同时有报道称 NAD 生物合成的底物——烟酸，是使 HDL-C 水平提高的最有效成分。NAD 代谢可能与血浆中高水平的 HDL-C 及低水平的 TG 的维持相关。作为 NAD 合成的关键酶，内脏脂肪素间接影响了 HDL-C 与 TG 在血浆中的水平。

（2）内脏脂肪素与肥胖　肥胖可使多种疾病的发病率升高，如心血管疾病、肝脏疾病、糖尿病、炎症性疾病、肺功能不全及癌症等。肥胖状态下的脂肪组织含有大量巨噬细胞，能合成和分泌多种促炎因子（如内脏脂肪素、CRP、TNF-α、IL-6等），因此，有学者认为肥胖是一种慢性非感染性、全身性炎症的病理状态。内脏脂肪素可诱导多种脂肪细胞因子的基因表达，从而影响脂肪代谢，这提示其可促进脂肪组织的合成、分化和积累增加，与肥胖的发生有着密切联系。

（3）血清内脏脂肪素与脂肪组织中内脏脂肪素的基因表达　Fukuhara等研究表明，血清内脏脂肪素水平与内脏脂肪含量密切相关，通过计算机断层扫描皮下脂肪组织的含量与血清内脏脂肪素水平有较弱的关联。Berndt等对体型偏瘦以及不同程度肥胖人群的皮下及内脏脂肪组织中，内脏脂肪素mRNA的表达和血清内脏脂肪素水平进行研究，发现血清内脏脂肪素水平与内脏脂肪组织中内脏脂肪素mRNA的表达、BMI以及体脂百分比（即脂肪含量占总体质量的百分比）呈显著正相关，然而，血清内脏脂肪素水平与皮下脂肪组织中内脏脂肪素mRNA的表达并没有关联。近年来，Barth等对内脏脂肪素mRNA在人皮下与内脏脂肪组织中表达的研究中发现，内脏脂肪素mRNA在皮下及内脏脂肪组织中的表达无明显差异，肥胖人群的内脏及皮下脂肪中的内脏脂肪素mRNA表达明显高于正常体重人群。有学者通过对病态肥胖经减肥外科手术治疗后，体重减轻患者的血清样本中内脏脂肪素水平的分析发现，术后患者的血清内脏脂肪素水平明显下降，同时伴有BMI、腰围（WC）和腰臀比（WHR）下降及脂联素水平升高，这种改变独立于胰岛素抵抗及血糖变化。

（4）内脏脂肪素水平对体内脂肪分布的性别差异　近年来，Kaminska等通过实验证实，肥胖患者的血清内脏脂肪素水平与WHR呈负相关，与臀围呈正相关。提高血清内脏脂肪素水平后，脂肪组织的分布更倾向于下半身肥胖型，而不是向心性肥胖。这提示了内脏脂肪素水平对大腿及臀部皮下脂肪的分布相对于内脏脂肪更具有决定性作用。但这项研究局限于有72%的受试者为女性，而女性主要为下半身肥胖型，即脂肪组织主要在大腿及臀部积累。Belo 等证实，血清内脏脂肪素水平与 BMI 及 WC 呈正相关。Jian 等对小群体肥胖男性进行研究发现，血清内脏脂肪素水平与 WHR 呈正相关，提示内脏脂肪素可能是男性向心性肥胖发生的相关因素，与女性较多样本研究结果对比可见血清内脏脂肪素水平对身体脂肪分布的调节具有性别依赖性。然而，另一项研究结果恰恰相反，对生长激素缺乏症这类患者来说，他们的 WHR 与血清内脏脂肪素水平呈反比。

（5）内脏脂肪素水平对青少年体内脂肪分布的影响　Krzystek-Korpacka 等对青少年肥胖人群的研究显示，青少年血清中内脏脂肪素含量无明显性别差异，青春期前男孩比女孩的血清内脏脂肪素含量均较低，但青春期男孩的血清内脏脂肪素含量较青春期前的男孩升高。考虑到青春期男孩暂时的 IR 或体内雄性激素的影响，具体的原因还应进一步研究证实。脂肪组织在体内的分布有性别差异，但肥胖类型与血清内脏脂肪素水平之间的关系及内脏脂肪素 mRNA 在内脏及皮下脂肪中的表达水平差异的结果，目前仍有争议。由于其可能调节内脏脂肪的积累，通过各种方式调节血清内脏脂肪素水平来治疗肥胖症，现已成为目前治疗肥胖症的一个新的研究方向。

内脏脂肪素是与肥胖、胰岛素抵抗、糖尿病、心血管疾病等代谢性疾病的发生、发展密切相关的一种新型脂肪细胞因子，虽然其在相关疾病中的生理、病理意义尚不十分明确，许多结论存在分歧，但其在疾病发生、发展中起着重要作用。血清内脏脂肪素水平对体内脂肪分布的调节具有性别差异，但引起其性别差异的原因不甚明确。

5. 自分泌、旁分泌和内分泌作用

内脏脂肪素可能拥有双重功能：作用于内脏脂肪组织的自分泌/旁分泌功能，有利于脂肪组织的分化和脂肪积累；内分泌功

能可以调节外周组织的胰岛素敏感性。内脏脂肪素旁分泌和自分泌功能可以促进内脏脂肪的堆积,相比其内分泌方式,提高总体胰岛素敏感性更具有生物学意义。

6. 内脏脂肪素作为酶的催化功能

烟酰胺腺嘌呤二核苷酸(NAD)及其衍生物是机体内的重要辅酶,在哺乳动物细胞信号转导途径中具有非常重要的作用,其中包括腺苷二磷酸(Adenosine diphosphate,ADP)核糖基化和合成烟酰胺腺嘌呤二核苷酸(Nicotinamide adenosine diphosphate,NADP)(Belenky 等,2007)。在原核生物与低等真核生物中,NAD 的合成分为从头合成与旁路补救合成两种途径。从头合成利用奎宁酸(Quinolinic acid)做底物,补救合成利用烟酸(Nicotinic acid)做底物。脊椎动物 NAD 的合成主要是利用烟酰胺(Nicotinamide)作为底物。Nampt 是哺乳动物细胞中 NAD 合成的限速酶。它利用烟酰胺为底物合成烟酰胺单核苷酸(NMN),NMN 被烟酰胺单核苷酸腺嘌呤转移酶(Nmnat)催化合成 NAD。而酵母菌沉默信息调节因子(Sir2)和小鼠上同源基因 Sirtuin(SIRT1)编码的酶是依赖 NAD 的去乙酰化酶,Sirt1 对细胞存活、衰老、凋亡等过程的调节需要 NAD 的存在(Belenky 等,2007)。

六、内脂素多态性研究

内脏脂肪素基因在遗传上具有较为复杂的多态性,其启动子区有多个单核苷酸多态性(single mucleotide polymorphism,SNP)位点。其遗传多态性在急性肺损伤(ALI)、败血症、创伤性脑损伤(traumatic brain injury,TBI)、急性冠脉综合征中可能是一种保护因素。对肥胖及 II 型糖尿病人群的 SNP 进行统计学分析后提出,SNP 对严重的肥胖及糖尿病这类多基因病在初期预防及远期保护都有很明显的作用。内脏脂肪素的氨基酸序列在不同物种间具有高度的同源性。因此，内脏脂肪素的生物学功能可能与其氨基酸序列高度保守有关。

1. Visfatin 基因多态性与糖代谢的关系

Bailey 等在研究法裔加拿大人 Visfatin 启动子基因多态性与血浆胰岛素水平关系中发现，rs9770242 和 rs1319501 两处位点包含 G 基因的人群空腹血糖水平较低。另有学者在德国儿童中发现 rs9770242 单核苷酸多态性，然而并未发现其与血糖水平有明显的关联。Jian 等在中国人群中经过全基因扫描发现－1535C/T、rs10953502 和 rs2058539 三个单核苷酸多态性。结果显示在 T2DM 人群、糖调节受损及正常糖耐量人群中单核苷酸多态性的分布无明显差异，但是 rs10953502 位点基因多态性与空腹及糖耐量试验 120min 时血糖水平及血浆葡萄糖曲线下面积有显著关联，rs2058539 基因多态性与空腹血糖及血浆葡萄糖曲线下面积有明显关联，AA 基因型较其它基因型空腹血糖及血浆葡萄糖曲线下面积高。Zhang 等在白人中发现－948C＞A 在 T2DM 人群和正常人群中分布有明显差异，然而其基因型及等位基因的分布与腰臀比、身高、BMI、血糖水平及其他代谢参数没有显著关联，推测其可能与 T2DM 的发病倾向有关。

2. Visfatin 基因多态性和脂代谢的关系

Tokunaga 等在日本人群中选取了 200448 例 T2DM 患者和 200333 名正常人，发现启动子区域－*1535T/T* 基因型与 *T/C*＋*C/C* 和 *C/C* 基因型相比，其甘油三酯水平较低，而高密度脂蛋白水平较高。Jian 等在对中国人群的研究中也发现了－1535C/T 的变异，而其与脂代谢指标之间无关联。Bailey 等在法裔加拿大人中发现 rs7789066 处的基因变异与载脂蛋白 B 有关，rs11977021 处单核苷酸的变异与血浆胆固醇及低密度脂蛋白水平有显著关联。Ginsberg 等研究发现 rs7899066 基因多态性与载脂蛋白 B 的组分极低密度脂蛋白有关，且糖尿病患者多伴有极低密度脂蛋白及甘油三酯水平升高。另外,丁百静等和祝尔建等在研究中国东北地区汉族人群 Visfatin 基因启动子区域 $-3186C>T$ 与非酒精性脂肪肝及 T2DM 患者的关系中发现,其基因型和等位基因的频率在非酒精性脂肪肝患者、T2DM 患者和正常人群之间无明显差异,但在 T2DM 患者中 CC 基因型较 TT 基因型的 BMI 明显增高,考虑 Visfatin 的变异影响了 T2DM 患者的脂肪代谢及分布,这与肥胖常并发 T2DM 的机制吻合。Johansson 等在瑞典人群中发现 $-948G>T$ 处变异与肥胖人群高密度脂蛋白水平有关,而 Visfatin mRNA 在内脏脂肪和皮下脂肪表达无明显差异。

3. Visfatin 基因多态性与胰岛素水平的关系

胰岛素抵抗是指机体对一定量胰岛素的生物学反应低于预计正常水平的一种现象,是亚细胞、细胞、组织或机体的一种病理生理状态。Visfatin 基因多态性对体内胰岛素水平有一定的影响。目前关于 Visfatin 基因多态性与胰岛素水平及胰岛素抵抗的报道较少。Bailey 等在法裔加拿大人中发现 rs9770242 和 rs1319501 两处位点包含 G 基因的人群,其空腹胰岛素水平较低。Jian 等在中国人群中发现 rs10953502 多态性位点 CC 基因型其血浆 Visfatin、胰岛素水平及胰岛 β 细胞水平较其它基因型高。

综上所述,Visfatin 及其基因多态性在糖脂代谢的各个方面都有一定的作用,包括降血糖和类胰岛素作用,促进脂肪组织的分化、合成及积聚,增加胰岛素的敏感性等,但仍有很大争议。另外,Visfatin 在糖尿病的发生、发展及其并发症中起重要作用,可能是 T2DM 并发症发生的危险因素。此外,Visfatin 基因多态性与糖脂代谢也有明显关联,然而研究结果不太一致,这可能与 Visfatin 基因在各种族人群及同一国家不同地区人群中的分布、样本量大小及实验误差有关。总之,无论 Visfatin 及其基因多态性是否与糖脂代谢存在关联,它必将成为今后研究的一个热点,将来只有通过对大样本、多种族人群的研究,才能真正揭示其内在的联系。相信在不久的将来，通过临床工作者的不懈努力，定能发现 Visfatin 及其基因多态性与糖脂代谢之间的内在联系，为 T2DM、肥胖的病因研究及治疗打下良好基础。

参考文献

[1] Arner P. Visfatin-a true or false trail to type 2 diabetes mellitus [J]. J Clin Endocrinol Metab, 2006, 91: 28-30.

[2] Belenky P, Bogan K L, Brenner C. NAD+ metabolism in health and disease [J]. Trends Biochem Sci, 2007, 32: 12-19.

[3] Belenky P, Racette F G, Bogan, K L, et al. Nicotinamide riboside promotes Sir2 silencing and extends lifespan via Nrk and Urh1/Pnp1/Meu1 pathways to NAD^+ [J]. Cell, 2007, 129: 473-484.

[4] Bradbury M W, Berk P D. Lipid metabolism in hepatic steatosis [J]. Clin Liver Dis, 2004, 8: 639-671.

[5] Briggs M R, Yokoyama C, Wang X, et al. Nuclear protein that binds sterol regulatory element of low density lipoprotein receptor promoter. I. Identification of the protein and delineation of its target nucleotide sequence [J]. The Journal of biological chemistry, 1993, 268: 14490-14496.

[6] Dahl T B, Yndestad A, Skjelland M, et al. Increased expression of visfatin in macrophages of human unstable carotid and coronary atherosclerosis-Possible role in inflammation and plaque destabilization [J]. Circulation, 2007, 115: 972-980.

[7] Ferre P, Foretz M, Azzout-Marniche D, et al. Sterol-regulatory-element-binding protein 1c mediates insulin action on hepatic gene expression [J]. Biochemical Society transactions, 2001, 29: 547-552.

[8] Foretz M, Guichard C, Ferre P, et al. Sterol regulatory element binding protein-1c is a major mediator of insulin action on the hepatic expression of glucokinase and lipogenesis-related genes [J]. Proceedings of the National Academy of Sciences of the United States of America,

1999, 96: 12737-12742.
[9] Fukuhara A, Matsuda M, Nishizawa M, et al. Visfatin: a protein secreted by visceral fat that mimics the effects of insulin [J]. Science, 2005, 307: 426-430.
[10] Garcia J G N, Vinasco L M. Genomic insights into acute inflammatory lung injury [J]. Am J Physiol-Lung C, 2006, 291: L1113-L1117.
[11] Garten A, Petzold S, Korner A, et al. Nampt: linking NAD biology, metabolism and cancer [J]. Trends Endocrin Met, 2009, 20: 130-138.
[12] Gomez-Valades A G, Mendez-Lucas A, Vidal-Alabro A, et al. Pck1 gene silencing in the liver improves glycemia control, insulin sensitivity, and dyslipidemia in db/db mice [J]. Diabetes, 2008, 57: 2199-2210.
[13] Goto M, Yoshioka T, Battelino T, et al. TNFalpha decreases gluconeogenesis in hepatocytes isolated from 10-day-old rats [J]. Pediatr Res, 2001, 49: 552-557.
[14] Johmura Y. Characterization of novel genes regulating adipocyte differentiation [J]. Yakugaku Zasshi, 2007, 127: 135-142.
[15] Kim M K, Lee J H, Kim H, et al. Crystal structure of visfatin/pre-B cell colony-enhancing factor 1/nicotinamide phosphoribosyltransferase, free and in complex with the anti-cancer agent FK-866 [J]. Journal of Molecular Biology, 2006, 362: 66-77.
[16] Kitani T, Okuno S, Fujisawa H. Growth phase-dependent changes in the subcellular localization of pre-B-cell colony-enhancing factor [J]. FEBS Lett, 2003, 544: 74-78.
[17] Koczan D, Guthke R, Thiesen H J, et al. M Gene expression profiling of peripheral blood mononuclear leukocytes from psoriasis patients identifies new immune regulatory molecules [J]. Eur J Dermatol, 2005, 15: 251-257.
[18] Kralisch S, Klein J, Lossner U, et al. Hormonal regulation of the novel adipocytokine visfatin in 3T3-L1 adipocytes [J]. J Endocrinol, 2005, 185: R1-8.

[19] Lantz K A, Vatamaniuk M Z, Brestelli J E, et al. Foxa2 regulates multiple pathways of insulin secretion [J]. J Clin Invest, 2004, 114: 512-520.

[20] Li L, Cserjesi P, Olson E N. Dermo-1: a novel twist-related bHLH protein expressed in the developing dermis [J]. Dev Biol, 1995, 172: 280-292.

[21] Li Y, Zhang Y, Dorweiler B, et al. Extracellular Nampt promotes macrophage survival via a nonenzymatic interleukin-6/STAT3 signaling mechanism [J]. J Biol Chem, 2008, 283: 34833-34843.

[22] Mayi T H, Duhem C, Copin C, et al. Visfatin is induced by peroxisome proliferator-activated receptor gamma in human macrophages [J]. Febs Journal, 2010, 277: 3308-3320.

[23] Moschen A R, Kaser A, Enrich B, et al. Visfatin, an adipocytokine with proinflammatory and immunomodulating properties [J]. Journal of Immunology, 2007, 178: 1748-1758.

[24] Nakajima T E, Yamada Y, Hamano T, et al. Adipocytokine levels in gastric cancer patients: resistin and visfatin as biomarkers of gastric cancer [J]. Journal of Gastroenterology, 2009, 44: 685-690.

[25] Nowell M A, Richards P J, Fielding C A, et al. Regulation of pre-B cell colony-enhancing factor by STAT-3-dependent interleukin-6 trans-signaling-Implications in the pathogenesis of rheumatoid arthritis [J]. Arthritis and Rheumatism, 2006, 54: 2084-2095.

[26] Rajala M W, Obici S, Scherer P E, et al. Adipose-derived resistin and gut-derived resistin-like molecule-beta selectively impair insulin action on glucose production [J]. J Clin Invest, 2003, 111: 225-230.

[27] Reddy J K, Rao M S. Lipid metabolism and liver inflammation. II. Fatty liver disease and fatty acid oxidation [J]. Am J Physiol Gastrointest Liver Physiol, 2006, 290: G852-858.

[28] Revollo J R, Grimm A A, Imai S. The NAD biosynthesis pathway mediated by nicotinamide phosphoribosyltransferase regulates Sir2 activity in mammalian cells [J]. J Biol Chem, 2004, 279: 50754-

50763.

[29] Revollo J R, Grimm A A, Imai S. The regulation of nicotinamide adenine dinucleotide biosynthesis by Nampt/PBEF/visfatin in mammals [J]. Curr Opin Gastroenterol, 2007, 23, 164-170.

[30] Rodgers J T, Puigserver P. Fasting-dependent glucose and lipid metabolic response through hepatic sirtuin 1 [J]. P Natl Acad Sci USA, 2007, 104: 12861-12866.

[31] Rosen E D, Walkey C J, Puigserver P, et al. Transcriptional regulation of adipogenesis [J]. Genes & development, 2000, 14, 1293-1307.

[32] Samal B, Sun Y, Stearns G, et al. Cloning and characterization of the cDNA encoding a novel human pre-B-cell colony-enhancing factor [J]. Mol Cell Biol, 1994, 14: 1431-1437.

[33] Schaffler A, Muller-Ladner U, Scholmerich J, et al. Role of adipose tissue as an inflammatory organ in human diseases [J]. Endocr Rev, 2006, 27: 449-467.

[34] Segawa K, Fukuhara A, Hosogai N, et al. Visfatin in adipocytes is upregulated by hypoxia through HIF1 alpha-dependent mechanism [J]. Biochem Bioph Res Co, 2006, 349: 875-882.

[35] Sethi J K. Is PBEF/visfatin/Nampt an authentic adipokine relevant to the metabolic syndrome? [J]. Curr Hypertens Rep, 2007, 9: 33-38.

[36] Skop V, Kontrova K, Zidek V, et al. Autocrine effects of visfatin on hepatocyte sensitivity to insulin action [J]. Physiol Res, 2010, 59: 615-618.

[37] Sun Q, Li L, Li R Z, et al. Overexpression of visfatin/PBEF/Nampt alters whole-body insulin sensitivity and lipid profile in rats [J]. Ann Med, 2009, 41: 311-320.

[38] Suzuki T, Aizawa K, Matsumura T, et al. Vascular implications of the Kruppel-like family of transcription factors [J]. Arteriosclerosis, thrombosis, and vascular biology, 2005, 25: 1135-1141.

[39] Takahashi K, Tanabe K, Ohnuki M, et al. Induction of pluripotent stem cells from adult human fibroblasts by defined factors [J]. Cell,

2007, 131: 861-872.

[40] Takahashi K, Yamanaka S. Induction of pluripotent stem cells from mouse embryonic and adult fibroblast cultures by defined factors [J]. Cell, 2006, 126: 663-676.

[41] Trakada G, Steiropoulos P, Nena E, et al. Plasma visfatin levels in severe obstructive sleep apnea-hypopnea syndrome [J]. Sleep Breath, 2009, 13: 349-355.

[42] Vanden Heuvel J P. The PPAR resource page [J]. Biochimica et biophysica acta, 2007, 1771, 1108-1112.

[43] Varma V, Yao-Borengasser A, Rasouli N, et al. Visfatin expression in humans: Relationship to obesity and insulin resistance [J]. Diabetes, 2006, 55: A319-A319.

[44] Wang T, Zhang X, Bheda P, et al. Structure of Nampt/PBEF/visfatin, a mammalian NAD (+) biosynthetic enzyme [J]. Nat Struct Mol Biol, 2006, 13: 661-662.

[45] Wolfrum C, Asilmaz E, Luca E, et al. Foxa2 regulates lipid metabolism and ketogenesis in the liver during fasting and in diabetes [J]. Nature, 2004, 432, 1027-1032.

[46] Xie H, Tang S Y, Luo X H, et al. Insulin-like effects of visfatin on human osteoblasts [J]. Calcified Tissue Int, 2007, 80: 201-210.

[47] Yeh W C, Cao Z, Classon M, et al. Cascade regulation of terminal adipocyte differentiation by three members of the C/EBP family of leucine zipper proteins [J]. Genes & development, 1995, 9: 168-181.

[48] Yoon J C, Puigserver P, Chen G, et al. Control of hepatic gluconeogenesis through the transcriptional coactivator PGC-1 [J]. Nature, 2001, 413: 131-138.

[49] Yoon M J, Lee G Y, Chung J J, et al. Adiponectin increases fatty acid oxidation in skeletal muscle cells by sequential activation of AMP-activated protein kinase, p38 mitogen-activated protein kinase, and peroxisome proliferator-activated receptor alpha [J]. Diabetes, 2006.55: 2562-2570.

第七章
网膜素

网膜素是新发现的一类由网膜脂肪组织分泌的脂肪因子，参与调控机体的内分泌、能量代谢及炎症的发生发展。研究发现，网膜素可以促进脂肪细胞对胰岛素介导的葡萄糖的摄取作用，并促进胰岛素受体后信号通路中的 Akt 磷酸化；其次，网膜素具有抗炎作用，尤其在血管内皮细胞炎症过程中的抗炎机理已经首次被证实；另外，网膜素对血管还有舒张作用，尤其在冠状动脉粥样硬化中发挥保护性作用。因此，网膜素可能是联系炎症和动脉粥样硬化间的重要分子，可能成为潜在的标志性分子或药物作用靶点。

第一节　网膜素简介

网膜素作为脂肪因子的组成要素之一，具有增强胰岛素敏感性的作用，在糖代谢中充当了重要角色，随着相关研究的开展，发现网膜素对动脉舒张、炎症等也具有作用。

第二节　网膜素研究概况

一、网膜素的发现

网膜素是 2003 年美国学者 Yong 等在对人类脂肪组织的基因表达序列标签（expressed sequence tags，ESTs）进行测序时在人血清中检测的，由于它选择性地高表达于网膜脂肪组织，将其命名为网膜素。Northern 印迹分析显示该基因主要在人和恒河猴的网膜脂肪组织表达，而非皮下脂肪组织表达，进一步实时定量 PCR 发现该基因主要在网膜脂肪组织的血管基质细胞（stromal vascular cells，SVCs）中表达，而在网膜脂肪细胞几乎不表达。此外，Western 印迹亦在人血浆中检测到该蛋白的存在，初步研究表明网膜素可以促进脂肪细胞胰岛素介导的葡萄糖摄取作用，并促进胰岛素受体后信号通路中的 Akt 磷酸化。

二、网膜素的分子结构

1. 网膜素的基因结构

网膜素基因位于 q22~q23 染色体区，人网膜素基因由 8 个外显子和 7 个内含子组成（Schaffler 等，2005；Yang 等，2006），邻近 5'端长约 2kb 的序列包含一个典型的 TATA 框启动子及几个转录因子结合位点，参与 C/EBPα、C/EBPβ、SP-1 和 Pit-1a 的表达调节。

2. 网膜素的蛋白结构及特点

Omentin 特异性表达于网膜脂肪组织，包括网膜素-1 和网膜素-2，两者具有 83% 的氨基酸同源性，其中血液循环中主要为网膜素-1，也是目前主要的研究对象。网膜素的分子质量为 35kDa，理论等电点（pI）值为 5.51。网膜素由 313 个氨基酸组成，氨基末端有一个由 16 个氨基酸组成的高度疏水区的蛋白分泌信号肽，该区在第 17 和 18 位氨基酸间容易断裂，形成含 296 个氨基酸的分泌性多肽链，其分子质量为 33kDa（Yang 等，2006）。成熟蛋白氨基末端有与纤维蛋白原相关的呈球形的同源结构域，该区在纤维蛋白原 β 链和 γ 链以及 PPARγ 调节的血管生成因子中也存在。根据 Kyte-Doolittle 分析软件得到的图，Yong（2003）等人推测网膜素为亲水蛋白，无潜在的疏水跨膜区，了解其蛋白结构有助于研究其生物学功能。哺乳动物网状细胞中的网膜素体外半衰期约为30h。

三、网膜素的产生部位

不同脂肪组织的分布可有病理结构上的差异，因此可通过VAT点和SAT点分子差异得以解释（杨裕华等，2012）。虽然已知解剖定位和血管化明显不同，但VAT和SAT的代谢和分泌的分子差异及其对全身的生理功能仍未阐明。相对于SAT，网膜素在VAT有很高的选择性表达。实时PCR检测表明，游离的网膜素mRNA在网膜脂肪基质血管细胞表达，而不在脂肪细胞表达，并且高于SAT 150倍之多。核酸分子杂交印迹实验分析表明：网膜素除了在网膜脂肪组织高表达外，在人的胎盘和卵巢同样高表达（Schaffler等，2005），在小肠、肺和心脏则低表达，在肌肉和肾脏仅可检测到，而在其他组织则根本检测不到（Suzuki等，2001）。网膜素可以在小肠潘氏细胞、内皮细胞和内脏脂肪基质血管细胞表达。而后者是由各种不同的细胞组成，包括前脂肪细胞、成纤维细胞、内皮细胞和巨噬细胞，究竟哪一种细胞表达网膜素目前尚不清楚。动物实验研究表明：网膜素mRNA水平与年龄、性别、脂肪量和血糖无关（Yang等，2006）。研究证实：网膜素-2与网膜素的氨基酸同源性为83%，其在VAT低表达，而在小肠高表达。由于潘氏细胞将网膜素-2分泌释放入小肠内腔，这可以解释为什么网膜素-2在血浆中检测不到。而VAT优先表达网膜素-1，并且网膜脂肪是人循环网膜素的主要来源，也就是说网膜素-1是网膜素在血循环中的主要形式。小鼠的网膜素mRNA仅在小肠高表达，在SAT、睾丸、腹膜后、肠系膜脂肪组织中检测不到，在肾周脂肪组织仅有少量表达（Yang等，2006）。鉴于网膜素在人可以在小肠和内皮细胞以及脂肪基质血管细胞表达，而在小鼠网膜素表达单一，这提示人网膜素蛋白在脂肪生物学的作用大于其在小鼠的作用。体外实验显示：在离体的脂肪细胞中，网膜素通过活化 Akt/蛋白激酶 B 增强胰岛素信号转导，从而增加胰岛素刺激糖的转运。因此，网膜素在调节胰岛素敏感性上起了旁分泌和自分泌的作用（Xiang 等，2004）。

四、网膜素的表达调控

网膜素的血浆浓度在（100ng～1g）/ml 之间，实时 RT-PCR 显示人网膜素高选择性表达于网膜脂肪组织，肠道、肺脏、心脏表达较少，骨骼肌和肾脏极少表达，小鼠皮下脂肪组织、附睾、腹膜后及肠系膜脂肪组织均未检测到网膜素 mRNA，肾周脂肪组织仅表达极少量网膜素 mRNA。实时定量 PCR 分析显示：网膜素主要表达于网膜脂肪组织的间质血管细胞，血管间质细胞包括前脂肪细胞、内皮细胞、成纤维细胞、巨噬细胞等，但具体来源于何种细胞仍不明确。

五、网膜素的生物学功能

网膜素的研究还处起步阶段，随着研究的深入，发现其除具有增加胰岛素敏感性、改善糖代谢的作用，还参与调节炎症、动脉血管功能。

1. 网膜素对代谢病的作用

临床研究发现，肥胖和超重人群血清网膜素水平明显低于非肥胖人群，并与体重指数（BMI）、腰围、血清瘦素水平、胰岛素抵抗指数（HOMA-IR）呈负相关，与脂联素水平、高密度脂蛋白（HDL-C）呈正相关。蔡润策等也观察到正常体重者网膜素 mRNA 水平是超重/肥胖者的 1.3 倍，说明体重的增加可能使网膜素表达下降，相关性分析显示：网膜脂肪组织网膜素 mRNA 水平与 HOMA-IR、腰围、腰臀比值（WHR）、三酰甘油（TG）、BMI、空腹胰岛素（FINS）呈显著负相关，与血清网膜素水平、高密度脂蛋白（HDL-C）呈显著正相关。多元逐步回归分析发现，血清网膜素水平、HOMA-IR、腰围是网膜素mRNA水平的独立相关因素。因此，肥胖者血清网膜素水平降低可能是网膜素mRNA表达降低引起的；另外，由于高脂血症时伴有TG升高和（或）HDL-C的降低，由此推测网膜素表达下降可能参与了脂质代谢的形成。Moreno Navarrete等对35名高加索肥胖志愿者进行了为期4个月的低热量控制饮食，使体重平均每周平稳减轻0.5～1.0kg，结果显示体重减轻后网膜素的血浆浓度升高并伴有胰岛素敏感性增强，肥胖是血清网膜素表达下降的因素之一。

2. 网膜素与糖代谢的关系

网膜素是重要的调节糖代谢的多肽激素。Pan等用正常糖耐量组、糖耐量受损组、2型糖尿病组（新诊断为糖尿病及已诊断而未用药者），与正常糖耐量组比较，糖耐量受损组及2型糖尿病组其血清网膜素-1水平均有下降。血清网膜素-1的水平与糖耐量前后的血糖水平呈负相关。如果糖耐量受损患者血浆网膜素-1含量下降是引起脂肪组织或其他胰岛素敏感组织葡萄糖摄取率下降的原因，网膜素下降将成为胰岛素抵抗、糖尿病发病的危险因素。国内研究也发现患有2型糖尿病的超重/肥胖人中，网膜素表达明显下降，较单纯超重/肥胖者相比下降了17%，而与正常糖调节正常体重者相比下降达35.5%，提示超重/肥胖有使网膜素下降的作用，2型糖尿病加强了这种作用。Tan等研究发现，1型糖尿病患者空腹omentin-1水平明显低于餐后水平，血清omentin-1与BMI、腰围呈显著负性相关。体外实验表明，网膜素具有胰岛素增敏剂的效应，能促进葡萄糖的吸收，但葡萄糖摄取增多并不影响网膜细胞组织分泌网膜素的量。通过免疫印迹法证实，口服糖耐量实验中非肥胖者餐后2h葡萄糖摄取增多并不引起血浆网膜素含量发生明显波动，因此说明体内餐后血糖水平高低不能直接影响网膜素的水平。现有的研究表明在人脂肪细胞，网膜素调节糖代谢的主要机制为：增加胰岛素敏感性促进葡萄糖转运，促进腹部及皮下脂肪对葡萄糖的吸收；活化 AKT 增强胰岛素信号通路从而增加脂肪细胞胰岛素依赖性葡萄糖的摄取。

3. 网膜素与免疫、炎症反应的关系

瘦素、脂联素、内脏素等脂肪细胞因子参与了免疫应答及炎症反应，网膜素在克罗恩病患者的网膜脂肪组织中也有表达，提示网膜素可能涉及慢性炎症反应。为研究网膜素与免疫应答、炎症是否有关，Senolt 等以 33 名治疗期间的类风湿性关节炎及 33 名膝关节炎患者为研究对象，检测穿刺抽取的关节滑液中网膜素水平，同时对比分析了末梢血中 C 反应蛋白（CRP）、IgM 型类风湿因子（IgM-RF）、抗瓜氨酸化蛋白抗体（anti-citrullinated protein antibodies，ACPA）、白细胞数目等指标。结果发现，类风湿性关节炎患者关节滑液中网膜素的含量明显低于膝关节患者，且关节滑液中网膜素的水平与血清中 IgM-RF 和 ACPA 的水平有明显正相关性，由此推测网膜素可能作为抗炎因子参与类风湿关节炎的发病机制。临床前瞻性研究 250 名腹腔积液病人，腹腔液检测显示，腹腔液中白细胞数目及清蛋白与网膜素的表达呈正相关，提示网膜素可能有抗炎作用。

在对人网膜脂肪组织体外培养时，主要见于脂肪组织的非脂肪细胞出现炎症反应上调，白蛋白可增强炎症因子（如 TNF-α、IL-1β 和 IL-8）上调，并且脂肪细胞和非脂肪细胞的低氧诱导性因子 α（HIF-1α）、核因子 κB（NF-κB）和炎症反应上调均不受旁分泌的影响（Fain 等，2010）。由于肥胖者血网膜素浓度降低，有可能凭借其对血管内皮炎症反应的作用对动脉硬化过程起预防控制作用。在人脐静脉内皮细胞（HUVEC）检测网膜素对 TNF-α 诱生炎症反应的影响，观察到网膜素通过 5'-AMP 激活蛋白激酶（AMPK）介导的内皮一氧化氮合酶（eNOS）磷酸化引起 NO 产生，源于网膜素的 NO 通过抑制 c-Jun N 端激酶

(JNK) 的活化抑制 TNF-α 介导的环加氧酶-2 (cox-2) 的产生。另外，网膜素激活 AMPK 能直接抑制 p38 介导的 E-选择素的诱生和最终淋巴细胞黏附于血管内皮细胞。这些结果至少部分解释了肥胖和心血管病（如动脉硬化）之间的关系 (Yamawaki 等, 2011)。

4. 网膜素与动脉血管的关系

(1) 舒张血管的功能　有关网膜素对血管舒张作用的体外实验证据体现在以下三个方面：①在离体的大鼠主动脉网膜素可直接诱生内皮依赖的血管舒张 (EDV)，但这需要 NO 介导。为了证实这一点，采用了三种一氧化氮合酶 (NOs) 抑制剂：NG-硝基-L-精氨酸甲基酯 (L-NAME)、磷酸肌醇酯-3 激酶 (P13K)/Akt 信号通路抑制剂 LY294002 和 ATP 依赖的酪氨酸抑制剂染料木黄酮。将这些抑制剂分别预处理大鼠主动脉 30min，然后给予网膜素，结果只有用 L-NAME 预处理的大鼠主动脉血管舒张受抑。②网膜素甚至能以非内皮依赖的血管舒张 (EID) 形式诱生血管舒张，这可能是通过激活血管平滑肌细胞 (VSMC) 的 K^+ 通道，也可能是源于血管周围脂肪组织的舒血管物质所致。③网膜素诱生血管舒张还见于离体大鼠的肠系膜动脉，提示其对阻力血管的作用。这在用去甲肾上腺素 (NA) 使大鼠肠系膜动脉内皮前收缩后，给予致肠系膜动脉最大舒张剂量的网膜素，结果发现网膜素可致大鼠血管舒张 (Yamawaki 等, 2010)。然而上述仅仅是在体外研究网膜素对离体血管的舒张作用，尚需进行体内研究以探讨其对血压的影响及对血管反应性的长期影响。

研究表明，肥胖者血网膜素水平降低，常伴有高血压，因而推测网膜素参与或部分参与肥胖相关的高血压产生。肥胖病人常伴有高血压，是否与网膜素在血浆中含量下降有关？Yamawaki 等用去甲肾上腺素预处理体外分离的鼠大动脉及肠系膜动脉。结果发现，网膜素能够对抗去甲肾上腺素的缩血管作用而舒张大动脉及肠系膜动脉。网膜素对动脉的舒张作用依赖于血管内皮的完整性,可能是网膜素增加了 eNOS 磷酸化,使内皮产生的 NO 增加进而产生扩血管作用。Yamawaki 等还发现 AKT 的磷酸化水平没有发生明显变化,PIK/AKT 并没有参与网膜素的扩血管作用。由此推断,eNOS 可能被上游的其它蛋白酶(如 PKA、MAPK、PKC)激活。网膜素舒张血管平滑肌的具体机制尚不明确,仍需进一步研究。

(2)抑制血管平滑肌钙化的功能 动脉钙化发生的中心环节是血管平滑肌细胞(vascular smooth muscle cells,VSMCs)向成骨样细胞转化。动脉钙化与腹部脂肪堆积有密切联系,具体机制仍不确切。Duan 等的研究显示,在肥胖人血液中网膜素的水平相对比较低,其含量与腰围呈负相关,网膜素抑制碱性磷酸酶(alkaline phosphatase,ALP)和骨钙素 mRNA 的表达,同时抑制 ALP 的活性、细胞钙化。网膜素激活 PIK 下游分子 AKT,抑制 PIK、AKT 的活性可逆转网膜素对 ALP、细胞钙化的作用。网膜素通过激活 PIK/AKT 通路抑制血管平滑肌钙化过程中成骨样细胞的分化。肥胖者尤其是腹型肥胖者网膜素低是动脉钙化形成的危险因素,网膜素可能具有抗动脉钙化的作用。了解网膜素的作用机制,为进一步研究网膜素在心血管疾病的发病机制中的调节作用提供理论基础。

动脉血管钙化与 VAT 呈正相关,但机制不清。网膜素是选择性地在 VAT 组织表达,随着肥胖增加,血网膜素水平下降,并与腰围呈负相关。一项旨在分析网膜素对钙化血管平滑肌细胞(CVSMCS)的成骨细胞分化作用的研究,推测涉及血管钙化的主动脉平滑肌细胞亚群。网膜素抑制碱性磷酸酶(ALP)和骨钙素 mRNA 的表达,还抑制 ALP 活性和骨钙素的产生以及基质蛋白的矿化。网膜素选择性地激活 P13K 下游效应因子 AKT。另外,抑制 P13K 或激活 AKT 将逆转网膜素对 ALP 活性和基质蛋白矿化的影响。现研究证实,网膜素可抑制 CVSMCS 成骨细胞的分化是通过增强 P13K/Akt 信号转导通路实现的，提示肥胖者尤其是中心性（内脏）肥胖者，其血网膜素水平降低对动脉钙化起作用，网膜素在抵抗动脉钙化上起保护作用。横断面研究分析表明，中心性肥胖是独立地预测冠状动脉钙化的因子，以腰臀比测量的腹部肥胖，与年轻人的早期冠状动脉钙化呈正相关，也与心血管病事件呈正相关。新近研究表明，VAT 还与主动脉钙化有关，脂联素与冠状动脉钙化也有关，因其抑制无机磷酸诱导的 VSMC 凋亡和钙化，网膜素则抑制 CVSMCS 成骨细胞的钙化（Duan 等，2010）。

5. 网膜素与生殖系统疾病

（1）网膜素与多囊卵巢综合征（PCOs） 一项旨在估计患PCOs 妇女和对照组妇女网膜脂肪中血网膜素-1 水平的研究表明，患 PCOs 妇女血网膜素-1 水平较对照组显著降低，前者网膜脂肪组织中的网膜素-1mRNA 和蛋白显著低于后者。在离体的网膜脂肪组织，胰岛素和糖存在显著的剂量依赖型减少网膜素-1mRNA 表达及其蛋白表达与分泌。另外，在健康者高胰岛素血症的诱生可显著减少血网膜素-1 水平。这些结果提示，胰岛素和糖可下调网膜素-1，这可部分解释超重的 PCOs 妇女网膜素-1水平下降的原因（Tan 等，2008）。对 PCOs 妇女以二甲双胍（MET）治疗 6 个月，可显著增加血网膜素-1 水平，重要的是高敏感 C 反应蛋白（hs-CRP）的变化与血网膜素-1 水平呈显著负相关。与对照组相比，PCOs 妇女血清中炎症和血管生成显著增加。由于 MET 的治疗，这些效应显著减弱，这似乎凭借NF-kB 和 AKT 信号转导途径调节网膜素-1 水平。体外实验表明，CRP 和 VEGF 诱生内皮细胞迁移，而网膜素-1 使血管生成显著减少。总之，增加网膜素-1 水平可起的作用并不足以解释 MET 治疗的 PCOs 妇女血清中炎症和血管生成效应的降低。重要的是 MET 还通过血管内皮生长因子（VEGF）系统调节血管生成，相应地在 T2DM 患者 MET 降低 VEGF 水平（Tan

等,2010)。

(2) 网膜素与妊娠糖尿病(GDM) GDM是以胰岛素抵抗和前炎症状态为特征的,二者有可能与脂肪因子的表达有关。在对20例GDM和23例年龄和BMI配对的NGT孕妇的研究表明:两组间网膜素和血栓黏合素-1(TSP-1)均无显著差异。网膜素、TSP-1与HOMA或胰岛素抵抗指数(IRI)无关。但网膜素与TSP-1间呈显著的正相关,并且仅在对照组血网膜素水平与口服糖耐量试验(OGTT)中口服糖后60min和90min的血糖水平呈正相关。然而,NGT和GDM患者间的血网膜素水平和TSP-1水平均无差异。后二者也与HOMA和IRI无关,说明与妊娠相关的胰岛素抵抗增加不可能直接通过网膜素或TSP-1水平的改变起作用。与未妊娠妇女相比,妊娠妇女的这些脂肪因子的浓度是通过不同的机制调节的(Krzysztof等,2010)。研究还发现,胎儿高的网膜素-1浓度对促进胎儿生长起关键作用(Briana等,2011)。

6. 网膜素对类风湿关节炎(RA)的影响

RA和骨关节炎(OA)关节滑液的对比研究表明:①RA患者滑液网膜素水平显著低于OA患者;②滑液中网膜素水平与RA患者血中抗瓜氨酸抗体(AcPA)和抗风湿因子IgM抗体(IgM-RF)显著相关;③滑液中网膜素水平与RA活动度评分(DAS28)无关;④滑液中网膜素水平与血液CRP和白细胞数量无关;⑤滑液中网膜素水平不受BMI和年龄的影响(Senolt等,2010)。

综上所述,网膜素有胰岛素增敏作用,有抗炎和舒张血管作用,因而是好的脂肪因子。但尚需做深入的机制研究,如网膜素在细胞内是通过其特异性受体还是间接激活信号分子独立地与受体结合,以及探讨其在体内对血压和(或)对血管反应性的长期作用。

参考文献

[1] 毕艳，朱龙，龚大为. 网膜素的研究进展 [J]. 中国糖尿病杂志，2007，15（009）：574-575.

[2] 毕云凤，邓丹琪. 脂肪因子在银屑病中相关性的研究进展 [J]. 皮肤病与性病，2014（06）：330-333.

[3] Briana D, Boutsikou M, Baka S, et al. Omentin-l and vaspin are present in the fetus and neonate, and perinatal concentrations are similar in normal and growth-restricted pregnancies [J]. Metabolism, 2011; 60 (4): 486-90.

[4] Campos D B, Palin M-F, Bordignon V, et al. the "beneficial" adipokines in reproduction and fertility [J]. Int J Obes, 2008, 32 (2): 223-31.

[5] 常小女，范志宏，王瑛，等. 网膜素的研究进展 [J]. 中国药物与临床，2013，13（11）：1437-1438.

[6] De Souza B C M, Yang R, Lee J M, et al. Omentin plasma levels and gene expression are decreased in obesity [J]. Diabetes, 2007, 56 (6): 655-61.

[7] Duan X Y, Xie P L, Ma Y L. Omentin inhibits osteoblastic differrentiation of calcifying vascular smooth muscle cell through the PI3K/Akt pathway [J]. Amino Acids, 2010, 4l (5): 1223-31.

[8] Fain J N, Cheema P, Tichansky D S, et al. The inflammatory response seen when human omental adipose tissue explants are incubated in primary culture is not dependent upon albumin and is primarily in the non-faf cell [J]. J Inflamm, 2010, 7: 4-13.

[9] Fu M, Gong D W, Damcolt C, et al. Systematic analysis of omentin 1 and omentin 2 on l q23 as candidate genes for type 2 diabetes in the old order amish [J]. Diabetes, 2004, 53: A59.

[10] 傅春江. 网膜素在人体疾病中的研究进展. [M]. 现代医药卫生，2021.

[11] 龚磊,白波,陈京.网膜素:一个新的脂肪因子 [J].生理科学进展,2011,42(5):4.

[12] 胡振平,邓华聪,瞿华.脂肪因子网膜素生物学特性的研究进展 [J].中国糖尿病杂志,2012,4(011):652-654.

[13] Krzysztof L, Iwona N, Andrzej L, et al. Positive correlation between serum omentin and thrombospondin-1 ln gestational diabetes despite lack of correlation with insulin resistance indices [J]. Ginekol Pol, 2010, 81 (12): 907-12.

[14] Lee J K, Schnee J, Pang M, et al. Human homologs of Xenopus oocyte cortical granule lectin XL135 [J]. Glycobiology, 2001, 11 (1): 65-73.

[15] 李洋.猪 omentin 和 Visfatin 基因在不同部位肌肉和脂肪组织中的表达差异 [N].四川农业大学,2011-04.

[16] Moreno-Navarrete J M, Catalan V, Ortega F, et al. Circulation omentin concentration increases after weight loss [J]. Nutr Metab, 2010, 7: 27-32.

[17] Pan H Y, Guo L, Li Q. Changes of serum omentin-1 levels in normal subjects and in patients with impaired glucose regulation and with newly diagnosed and uncreated type 2 diabetes [J]. Diabetes Res Clin Pract, 2010: 88 (1): 29-33.

[18] Saremi A, Asghari M, Ghorbani A. Effects of aerobic training on serum omentin-1 and cardiometabolic risk factors in overweight and obese men [J]. J Sports Sc, 2010, 29 (9): 993-8.

[19] Schaffler A, Neumeier M, Herfarth H, et al. Genomic structure of human omentin, a new adipocytokine expressed in omental adipose tissue. Biochim Biophys Acts, 2005, 1732: 96-102.

[20] Senolt I, Polanska M, Filkova M, et al. Vaspin and omentin: new adipokine differentially regulated at the site of inflammation in rheumatoid arthritis [J]. Ann Rheum Dis, 2010, 69 (7): 14101-11.

[21] Suzuki Y, Shin K, Lonnerdal B. Molecular cloning and functional expression of a human intestinal lactoferrin receptor [J]. Biochemistry, 2001, 40 (51): 15771-9.

[22] Tan B K, Adya R, Farhatullah S, et al. Omentin-1, a novel adipokine, is decreased in overweight insulin-resistant women with polycystic ovary syndrome [J]. Diabetes, 2008, 57 (4): 801-8.

[23] Tan B K, Adya R, Farhatullah S, et al. Metformin treatment may increase omentin-1 levels in women with polycystic ovary syndrome [J]. Diabetes, 2010, 59 (12): 3023-31.

[24] Tsuji S, Uehori J, Matsumoto M, et al. Human intelectin is a novel soluble lectin that recognizes galactofuranose in carbohydrate chains of bacterial cell wall [J]. J Bio chem, 2001, 276: 23456-63.

[25] Viomet N, Hani E H, Dupont S, et al. Genomewide search for type 2 diabetes susceptibility genes in French whites: evidence for a novel susceptibility locus on chromosome 1q21-q24 [J]. Am J Hum Genet, 2000, 67 (6): 1470-80.

[26] Wurm S, Neumeier M, Weigert, et al. Plasma levels of leptin, omentin, collagenous repeat-containing sequence of 26-kDa Protein (CORS-26) and adiponectin before and oral glucose uptake in slim adults [J]. cardiovascular Diabetology, 2007, 6: 7-13.

[27] Xiang K, Wang Y, Zheng T, et al. Genome-wide search for type 2 diabetes/impaired glucose homeostasis susceptibility genes in the Chinese significant linkage to chromosome 6q21-q23 and chromosome 1 q21-q24 [J]. Diabetes, 2004, 53 (1): 228-34.

[28] Yamawaki H, Tsubaki N, Mukohda M, et al. Omentin, a novel adipokine, induces vasodilation in rat isolated blood vessels [J]. Biochem Biophys Res Commun, 2010, 393 (4): 668-72.

[29] Yamawaki H. Vascular effects of novel adipoecytokines: focus on vescular contracitility and inflammatory response [J]. Biol Pharm Bull, 2011, 34 (3): 307-10.

[30] Yan P, Liu D, Long M, et al. Changes of serum omentin levels and relationship between omentin and adiponectin concentrations in type 2 diabetes mellitus [J]. Exp clin Endocrinol Diabetes, 2011, 119 (4): 257-63.

[31] Yan P, Li L, Yang M, et al. Effects of the long-acting human gluca-

gon-like peptide-l analog liraglutide on plasma omentin-1 levels in patients with type 2 diabetes mellitus [J]. Diabetes Res clin Pract. 2011, 92 (3): 368-74.

[32] Yang R, Xn A, Pray J, et al. Cloning of omentin, a new adipocytokine from omental fat tissue in humans [J]. Diabetes, 2003, (suppl 1): A1.

[33] Yang R, Lee M, Hu H, et al. Identi6cation of omentin as a novel depotspecific adipokine in human adipose tissue: possible role in modulating insulin action [J]. Am J Physiol Endocrinol Metab, 2006; 290 (6): E1253-61.

[34] Yang R Z, Lee M J, Hu H, et al. Identification of omentin as a novel depot-specific adipokine in human adipose tissue: possible role in modulating insulin action. Am J Physiol Endoerinol Metab. 2006, 290: E1253-E1261.

[35] 杨裕华,贺法宪,王际莘.网膜素研究进展 [J].中国老年学杂志, 2012, 32 (15): 3335-3338.

[36] 张秀娟,刘礼斌.(2011).新型脂肪细胞因子网膜素的研究进展.医学研究杂志, 40 (8), 26-28.

[37] 赵力,李田昌.网膜素的研究进展 [J].国际心血管病杂志, 2012.

[38] 周吉银,张祚,刘远志,等.新型脂肪因子网膜素-1抗炎作用的研究进展 [J].生理科学进展, 2018, 49 (002): 149-152.

第八章
纤溶酶原激活抑制物

纤溶酶原激活抑制物-1（PAI-1）是一种丝氨酸蛋白酶抑制剂，是纤维蛋白溶解系统主要的调节因子。PAI-1是重要的纤溶酶原活化的抑制剂，它的增加可以打乱正常的纤维蛋白清除机制而促进血栓的形成。PAI-1在肥胖患者中水平显著升高，是心血管系统疾病发生的独立危险因素。网膜脂肪TNF-α的表达与血浆PAI-1水平的显著相关，表明了网膜脂肪TNF-α在肥胖相关心血管系统疾病的发生中起到了重要的作用。TNF-α可促进脂肪细胞、内皮细胞表达PAI-1，使血浆汇总PAI-1的水平升高，从而增加了血管系统疾病发生的危险性。

第一节 纤溶酶原激活抑制物简介

纤溶酶原激活物抑制物包括四种类型：纤溶酶原激活物抑制剂-1（PAI-1）、纤溶酶原激活物抑制剂-2（PAI-2），纤溶酶原激活物抑制剂-3（PAI-3）及纤溶酶原激活物抑制剂-4（PAI-4），其中PAI-1是体内纤溶酶原激活的主要调节因子。PAI-1作为体内组织型纤溶酶原激活物（tissue-type plasminogen activator，t-PA）和尿激酶型纤溶酶原激活物（urokinase-type plasminogen activator，u-PA）的主要抑制剂，与动静脉血栓、出血和凝血异常、细胞迁移密切相关，进而引起缺血性脑卒中、冠心病、静脉血栓、肿瘤转移、出血、股骨头坏死、流产等一系列疾病的发生发展。同时，体内血浆PAI-1活性水平又受血脂、血糖等调节，进一步参与肥胖、糖尿病、高脂血症等疾病的进程（蔡雪蓉等，2020）。

第二节 ▍ 纤溶酶原激活抑制物研究概况

一、纤溶酶原激活抑制物的发现

生理条件下，PAI-1 主要由肝细胞、平滑肌细胞、脂肪细胞和血小板产生和释放到血液循环和细胞基质中。在病理条件下，肿瘤细胞、内皮细胞和其它炎症反应性细胞也可释放大量的 PAI-1（刘洲等，2005）。

二、纤溶酶原激活抑制物分子结构

PAI-1 基因是一种分子质量为 50kD 的单链糖蛋白，由 379 个氨基酸组成，因不含半胱氨酸，故在还原条件下稳定，电泳属 β 球蛋白区。编码 PAI-1 的基因位于人的第七号染色体上，长度约 12165bp，包含 9 个外显子和 8 个内含子，在启动子区上游 675 碱基位点上存在鸟嘌呤缺失/插入多态（4G/5G）（刘元伟等，2015）。PAI-1 是丝氨酸蛋白酶抑制剂（Serine protease inhibitor, Serpin）家族的成员，具有由 3 个 β-折叠、9 个 α-螺旋和反应中心环组成的三级结构（Placencio 等，2015）。

三、纤溶酶原激活抑制物的产生部位

PAI 广泛存在于体液、各种组织以及培养细胞中，主要分为两大类，即血管内皮细胞型（PAI-1）和胎盘型（PAI-2）。PAI-1 最初是从培养牛动脉内皮细胞的培养基中分离纯化出来的，用来证明在血浆和血小板以及很多种细胞如成纤维细胞、表皮细胞、间质细胞及人内皮细胞中都有 PAI-1 的存在。PAI-2 主要是

在单核细胞、巨噬细胞、胎盘滋养层细胞及分化的上皮细胞内合成（陈可洋，2002）。

四、纤溶酶原激活抑制物的表达调控

PAI-1 在基因表达过程中存在各种调控机制，如基因转录中有 PKC 介导的转录调节和胰岛素及胰岛素样生长因子 1 的上调等；转录后许多生长因子也对 PAI-1 起调控作用。

1. PKC 介导的转录调节

PKC 途径可以上调 PAI-1 的转录，其信号有：IL-1 处理人滑液细胞，IL-1 处理人肝实质细胞系 HepG2，thrombin 或 PMA（Rydholm 等，1995）处理 huvec，PMA 处理人肝实质细胞 G2 细胞系，PMA 处理 HL-60 细胞，PMA 处理人脑源内皮细胞，bFGF、TGF-α 处理大鼠小管细胞，尼古丁处理成人脑中枢神经系统内皮细胞（Zidov 等，1999），内皮缩血管肽-1（endothelin-1）处理人脑源内皮细胞（Feener 等，1995），TNF-α 处理人脑源内皮细胞，VLDL 处理人肝实质细胞系 G2，thrombin 处理人腹膜间皮细胞，D 二聚体（纤维蛋白被纤溶酶降解后的产物）处理成纤维细胞。这个上调过程可以被 PKC 抑制剂所抑制（Feener 等，1995）。另外，内毒素可以通过激发 IL-1 来调节 PAI-1 的表达。信号经过 PKC 后，由 MPEK、MPAK、c-fos、c-jun 一直传导到 PAI-1 基因上游－58～－50 的 TRE 元件（Descheemaeker 等，1992）。cAMP-PKA 途径下调 PAI-1 的转录，但与 PKC 同时存在时，下调不明显（Feener 等，1995）。

2. 胰岛素对 PAI-1 基因转录的上调

在人肝实质细胞系 HepG2 内，胰岛素和胰岛素样生长因子 1（IGF-1）都可以上调 PAI-1 的转录，而 metformin 可以抑制胰岛素的这种效应（Anfosso 等，1993）。胰岛素上调人脂肪组织外植体 PAI-1 基因表达。利用 TZDs（thiazolidinediones）和胰岛素共同处理人3T3-L1脂肪细胞，PAI-1的转录和表达都得到提高，而二者分开使用对PAI-1的转录影响很小。向健康志愿者体内同时注射胰岛素、葡萄糖和甘油三酯，来模拟Ⅱ型糖尿病人的高胰岛素、高葡萄糖、高甘油三酯的生理状况，发现血中PAI-1浓度升高类似Ⅱ型糖尿病人的情况。而单独注射胰岛素则不出现这种现象。在兔体内，人为的高血脂（伴随或者不伴随人为的、持续的动脉血管壁损伤）会导致PAI-1基因转录水平的提高（Saw等，1993）。

3. 转录后的调控

糖皮质激素可以提高大鼠HTC肝实质细胞中PAI-1基因的转录水平，但对其mRNA的稳定性没有太大影响；而环腺嘌呤（cAMP）类似物8-溴-腺嘌呤不但降低PAI-1基因的转录，而且对其mRNA降解有加速作用（Heaton等，1992）。胰岛素或类胰岛素生长因子I，或者二者同时作用于hepG2细胞，能提高PAI-1 mRNA的稳定性；其中，胰岛素只增强3.2kB转录物的稳定性，而IGF-1对3.2kb和2.2kb转录物的稳定性都有增强作用（Anfosso等，1993）。与培养的人正常肺细胞系相比，人非癌细胞系中PAI-1浓度提高，其mRNA的稳定性增强。研究发现在后者中存在60kD的蛋白与mRNA的3'-UTR（Shetty等，2000）结合。人内皮细胞内感染Rickettsia rickettsii后，PAI-1的转录强度变化不大，但其mRNA的稳定性大大提高（Shi等，2000）。

五、纤溶酶原激活抑制物的生物学功能

1. 纤溶酶原激活抑制物与心血管系统疾病

冠心病是一类动脉血栓性疾病。一项针对年轻心肌梗死幸存者的研究（Hamsten等，1987）首次提供了血浆PAI-1水平升高、纤溶能力下降与心血管疾病发生存在联系的证据。为研究PAI-1水平对心血管事件的独立预测性，Tofler等（Tofler等，2016）前瞻性调查了3203例无心血管疾病患者，研究前监测了

PAI-1水平,后每4年重复监测,平均随访10年。结果显示这些患者发生心血管事件的PAI-1平均水平为29.1ng/mL,而没有发生心血管事件的PAI-1平均水平为22.1ng/mL,且PAI-1水平与心血管事件发生有较强的线性关系,这些发现提示纤溶蛋白活性在心血管事件中的重要性。另外,Pavlov等(Pavlov等,2018)在对急性冠脉综合征患者检测PAI-1活性的研究中还发现PAI-1与预后相关,显示PAI-1活性高于3.7U/mL的患者病死率显著高于对照组。众所周知,心血管疾病与昼夜节律密切相关,急性心肌梗死特征为出现在晨峰(6~12时),尤其在醒来的最初几个小时。昼夜节律是由体内的生物钟机制控制,而生物钟机制又是由体内生物钟相关基因所控制。Jiang等(Jiang等,2018)的研究数据显示急性冠脉综合征患者生物钟基因表达增强,尤其是在4时、8时、12时,生物钟基因通过直接与PAI-1启动子结合正向调控其表达,进而出现PAI-1活性和水平随昼夜节律而剧烈波动,导致清晨纤溶降低,引起急性冠脉综合征患者晨峰现象。PAI-1可能通过两个方面增加心血管疾病风险。第一,PAI-1是t-PA、u-PA的主要抑制剂,其活性水平升高是内源性纤溶系统的主要抑制因素,降低纤溶系统阻止纤溶蛋白在血管沉积和血栓形成的能力,进而易导致心血管事件。第二,在急性冠脉综合征患者中,因PAI-1活性水平明显的昼夜节律波动导致清晨纤溶降低,血栓发生率升高,进而引起急性冠脉综合征晨峰现象。因此从机制上看,PAI-1活性水平的升高可提高对心血管疾病发生及预后预测的准确性。

2. 纤溶酶原激活抑制物与缺血性脑卒中

血栓形成是缺血性脑卒中病理生理的重要组成部分,PAI-1与缺血性脑卒中的发病和进展相关。Akhter等(Akhter等,2017)对年轻亚裔印度人发生缺血性脑卒中与血浆PAI-1水平及4G/5G多态性关系的研究发现:患者组PAI-1基因型4G/4G频率最高、5G/5G最低,同时患者组PAI-1血浆水平明显高于对照组，并且 PAI-1 在基因型 $4G/4G$ 患者中活性水平最高，$4G/5G$ 中等水平，而 $5G/5G$ 水平最低。Li 等（2018）将 175 例缺血性脑卒中的 2 型糖尿病患者与 125 例没有缺血性脑卒中的 T2DM 患者进行病例对照研究，比较两组患者的临床特点，探讨 PAI-1 基因多态性与 T2DM 患者缺血性卒中风险的关系。通过多变量分析表明 PAI-1 基因型 $4G/4G$ 与缺血性卒中发生相关。同时，孙秀海等（2018）研究也发现缺血性脑卒中急性期和恢复期患者血液及脑脊液中的 PAI-1 水平均显著高于健康对照组，且急性期组亦显著高于恢复组。PAI-1 通过其活性水平升高使体内纤溶活性降低，导致机体容易形成血栓，而 PAI-1 基因型 $4G/4G$、$4G/5G$ 通过体内 PAI-1 表达增加，进而共同参与缺血性脑卒中疾病发生，并且 PAI-1 水平还与病情严重程度相关。因此，缺血性脑卒中 PAI-1 水平在缺血性脑卒中的整个过程都发挥着作用，有助于临床上对缺血性脑卒中患者病情的诊断和评估。

3. 纤溶酶原激活抑制物与静脉血栓

PAI-1 作为 t-PA 和 u-PA 的主要抑制剂，通过改变血液纤溶状态参与血栓形成的机制已被广泛认可。PAI-1 活性水平及其基因型 $4G/4G$ 与静脉血栓性疾病的发生发展密切相关。Tang 等（Tang 等，2018）通过对 214 例全髋关节置换术患者进行前瞻性研究，证实血浆 PAI-1 活性水平是全髋关节置换术后深静脉血栓形成的独立危险因素。Prabhudesai 等（Prabhudesai 等，2017）在 PAI-1 基因 $4G/5G$ 多态性和印度静脉血栓患者关系的一项病例对照研究中，发现 PAI-1 基因型 $4G/4G$ 与深静脉血栓形成风险明显相关。而 Vuckovic 等（Vuckovic 等，2018）在 100 例静脉血栓形成患者和 100 例随机对照的研究中，发现 PAI-1 基因的 $4G/5G$ 多态性与静脉血栓形成风险无关。其研究结果不同的原因可能与纳入病例较少、研究设计及普及性差异等有关。PAI-1 水平及其基因 $4G/5G$ 多态性在临床可作为静脉血栓形成的危险因素。对于血栓高危患者存在 PAI-1 高水平或 4G/4G、4G/5G 基因型应及时进行血栓防治。

4. 纤溶酶原激活抑制物与复发性流产

复发性流产（recurrent pregnancy loss，RPL）指妊娠 20 周之前连续 2 次及 2 次以上的自然流产。怀孕期间孕妇会经历高凝状态，当母体凝血和纤溶协调时妊娠期是安全的，但若孕妇存在遗传性血栓形成倾向，怀孕期间就可能发生妊娠相关血栓栓塞和其他血管并发症，如子痫、流产等（Kazerooni 等，2013）。健康妊娠期间，血浆 PAI-1 水平在妊娠中期逐渐升高，在妊娠 32~40 周达最高值，分娩后 5~8 周 PAI-1 再次下降到妊娠前水平。与健康孕妇相比，RPL 患者的 PAI-1 血浆水平升高，在嗜血栓基因中 PAI-1 基因的 4G/5G 多态性是最常见的一种。Huang 等（2017）统计大样本、涵盖多种族地对 PAI-1 基因 4G/5G 多态性与 RPL 风险关系进行了 Meta 分析。其等位基因模型结果表明 4G 等位基因可能导致 RPL 易感，隐性基因模型显示 4G/4G 基因型 RPL 风险显著升高。然而 Adler 等（2018）发表的 PAI-1 基因 4G/5G 多态性与流产关系的综述中，表明无论是在欧洲还是在世界其他地方，4G 等位基因在人群中的高频率都与流产的风险没有明确的联系。RPL 患者体内 PAI-1 水平升高使血液处于高凝状态而导致疾病，临床可通过检测孕妇 PAI-1 水平评估病情，以提早干预疾病的发生。而 PAI-1 基因 4G/5G 多态性对 RPL 的发生的相关性研究尚存在争议，仍有待进一步研究。

5. 纤溶酶原激活抑制物与急性白血病

急性白血病（acute leukemia，AL）是一类造血干/祖细胞的恶性克隆性疾病，在疾病过程中往往伴有出血或血栓等凝血异常从而加重病情、影响预后，是导致患者死亡的常见原因之一。张利铭等关于 AL 患者的 PAI-1 及其基因启动子区 4G/5G 多态性情况的调查研究发现：AL 组的 PAI-1 活性明显低于健康对照组，并且 AL 组中出血患者的 PAI-1 水平较无出血的 AL 患者显著减低，但 PAI-1 基因 4G/5G 多态性、分布频率在 AL 组和对照组之间无差异，因此 PAI-1 基因 4G/5G 多态性可能不是 AL 患者出血的危险因素，但 PAI-1 水平降低在 AL 患者出血中起到一定作用（张利铭等，2005）。段朝霞等（2008）在有关 t-PA、PAI-1 和 AL 的研究中发现初治组和未缓解组的 t-PA、PAI-1 活性明显高于对照组，而对照组与完全缓解组无差异，表明 AL 患者存在纤溶系统紊乱，这可能是其出现出血或血栓的重要原因之一。因此，临床通过检测 PAI-1 水平有助于评估 AL 患者的凝血情况并及时防治，从而改善 AL 患者预后。

6. 纤溶酶原激活抑制物与股骨头坏死

股骨头坏死（osteonecrosis of the femoral head，ONFH）是一种退变性骨病，患者因供血障碍和纤溶系统异常导致股骨头进行性塌陷（Zalavras，2015），研究表明 PAI-1 基因 4G/5G 多态性与 ONFH 易感性有关。Sobhan（2018）等近期一篇纳入 6 项研究的荟萃分析（Meta）文章包括有 456 例病例和 1019 例对照，结果显示 PAI-1 基因型 4G/4G 发生 ONFH 的风险高于 4G/5G 和 5G/5G，而基因型 4G/5G 风险又高于基因型 5G/5G，提示 PAI-1 基因多态性与 ONFH 风险之间存在显著相关，基因型 4G/4G、4G/5G 者 PAI-1 活性水平高，血管内凝血增加使股骨头供血中断被认为是 ONFH 的发病机制，临床可将 PAI-1 水平及其基因型 4G/5G 多态性作为评估股骨头坏死发生的危险因素之一（Sobhan 等，2018）。

7. 纤溶酶原激活抑制物与肿瘤

u-PA 通过与多种靶细胞膜上相应受体结合，促进靶细胞表面的纤溶酶原溶解，主要功能是溶解血管外蛋白，在排卵、着床、肿瘤转移等细胞迁移中有重要作用，其次才是清除血浆纤维蛋白。基于 u-PA 在肿瘤侵袭、转移、血管生成等过程中的原致瘤作用，PAI-1作为PA系统的特异性抑制成员，被认为通过抑制u-PA来阻止肿瘤细胞迁徙和转移而具有抗肿瘤功能，有研究显示了这种转移抑制作用（Botla SK等，2016）。然而，更多学者的研究表明高水平的PAI-1有促癌作用。Liu等体外检测手术切除的胰腺导管腺癌患者的石蜡包埋组织中的PAI-1水平，探讨其评估预后的临床价值，结果提示PAI-1在胰腺导管腺癌中表达上调，可能是其一个预后较差的指标（Liu等，2018）。Jevric等分析u-PA、PAI-1基因的4G/5G多态性与接受辅助内分泌治疗的node阴性、hr-阳性/her2-阴性特定乳腺癌患者的经典预后因素之间的关系，发现u-PA、PAI-1肿瘤组织水平低者生存率高，及基因型4G/5G、5G/5G较基因型4G/4G者生存率高，同样提出uPA和PAI-1的肿瘤组织水平以及PAI-1基因的4G/5G多态性对乳腺癌患者预后评估是具有重要意义的（Jevric等，2019）。尽管存在争议，但PAI-1普遍被认为在肿瘤发展过程中起着促进的作用，尤其在乳腺癌中，PAI-1作为患者预后不良指标的临床价值已被高度认可。

8. 纤溶酶原激活抑制物与脂肪组织

近年来，脂肪组织也被认为是内分泌器官，脂肪组织来源的内分泌因子即为脂肪因子。虽然PAI-1在大多数组织中广泛表达和调控，但脂肪组织产生的PAI-1对于糖尿病、心血管疾病、内分泌紊乱等病理状态非常重要。Barnard等综述了体脂分布与血浆PAI-1水平之间关系的研究概况，认为与皮下脂肪组织相比，内脏脂肪组织是产生PAI-1的主要脂肪库，但这并不是决定因素，因为肥胖女性患者的皮下脂肪库通常显著大于内脏脂肪库。那么皮下脂肪库就成为影响血浆PAI-1水平的重要因素。由于身体脂肪组织组成和脂肪沉积存在种族差异，在非欧洲人群中PAI-1与身体组成关系可能与在欧洲人中观察到的不同（Barnard等，2016）。因此，Barnard等又研究了非洲肥胖女性脂肪分布模式与PAI-1水平的关系，同样发现腹部内脏脂肪组织比腹部皮下组织对 PAI-1 水平的升高影响作用更大（Barnard 等，2016）。因此，脂肪产生大量 PAI-1 使体内 PAI-1 活性水平升高，应是导致心脑血管疾病发生风险增加的另一种机制。

9. 纤溶酶原激活抑制物与糖尿病

糖尿病患者常有血管病变的慢性并发症。脂蛋白代谢异常、高血压、内皮功能障碍等常见的危险因素，也导致糖尿病的动脉粥样硬化倾向。PAI-1 有可能作为糖尿病发展的危险因素，增强糖尿病血管性慢性并发症的发生。一篇纳入 52 项研究的 PAI-1 和 2 型糖尿病（T2DM）发生相关性的系统回顾和荟萃分析文章显示，与对照组相比，T2DM 患者的 PAI-1 水平显著升高，提示 PAI-1 和 T2DM 之间关系密切，即 PAI-1 水平是 T2DM 发生的危险因素（Yarmolinsky 等，2016）。宋洁云等（2017）在探讨 PAI-1 基因 4G/5G 多态性与青少年儿童血糖关系的研究中，校正研究人群、年龄、性别、BMI 后发现，4G 等位基因携带者的空腹血糖较高，证明 PAI-1 基因 4G/5G 多态性与儿童血糖水平相关。然而，关于 PAI-1 基因 4G/5G 多态性与 T2DM 风险相关性，Chen 等在 187 名 T2DM 患者及 186 名健康者的病例对照研究中显示，PAI-1 基因的 4G/5G 多态性与年龄、性别、体重指数、血压、总胆固醇、三酰甘油、糖化血红蛋白等均无关，提出 PAI-1 基因的 4G/5G 多态性与 T2DM 风险无关。因此，PAI-1 与 T2DM 之间可能存在相关性，可能为 T2DM 疾病发生的危险因素，亦有必要在人群中更深入探讨基线血糖差异对这种相关性的潜在作用（Chen L 等，2017）。

六、纤溶酶原激活抑制物的多态性研究

国外资料显示，PAI-1 基因主要有三种多态性与血管病变有关：4G/5G 插入或缺失多态性、二核苷酸（CA）$_n$ 重复序列多态性、HindⅢ限制性片段长度多态性（RFLP）。目前国外心血

管领域以 4G/5G 插入或缺失多态性研究较多（钱铸山等，2006；白庆峰等，2008；王忠喜等，2005）。赵晓辉等（2012）的研究结果显示，正常人中 4G/4G、4G/5G 和 5G/5G 基因型频率分别为 0.204、0.504 和 0.292；4G、5G 等位基因频率分别为 0.456 和 0.544。4G/4G、4G/5G 和 5G/5G 三种基因型分布和等位基因频率病例与对照组间差异无统计学意义（$x^2 = 4.52$，$P = 0.11$；$x^2 = 2.17$，$P = 0.14$）。与含有 5G 等位基因的基因型相比，4G/4G 基因型分布在病例和对照组间差异有统计学意义（$x^2 = 4.05$，$P = 0.044$）。应用 Logistic 回归分析基因型与冠心病发病危险性的关系发现，相对于 5G/5G，4G/5G 和 4G/4G 的 OR 逐渐升高，即对冠心病发病的相对危险性逐渐升高，其中 4G/4G 基因型的 OR 为 2.06，95％的 CI 是 1.03～4.14，具有统计学意义，提示 4G/4G 基因型而非 4G 等位基因与冠心病的发病有关（赵晓辉等，2012）。与 Mansfield Mw 研究结果一致，其作用的机制可能是 4G/4G 基因型显著影响 PAI-1 的活性，血浆 PAI-1 活性增高引起纤溶活性降低，导致纤维蛋白清除减少，引起纤维蛋白沉积。同时，PAI-1 抑制血管外基质的水解，限制血管外平滑肌迁移。另外，纤维蛋白与血管壁结合，通过刺激平滑肌细胞多形核细胞浸润，可激活内皮细胞释放大量 IL-8，而 IL-8 增加有助于 HSP 患儿血管周围白细胞聚集和白细胞增多，因此，IL-8 又可以通过趋化中性粒细胞释放溶酶体酶，导致毛细血管破坏（林尤宁等，2011）。HSP 患儿血清 IL-8 增高，提示血管内皮细胞于免疫损伤后产生增加，IL-8 的主要生物活性是吸引和激活中性粒细胞，导致局部炎症反应，加重病情。

参考文献

[1] Adler G，Mahmutbegovic E，Valjevac A，et al. Association between-675 ID，4G/5G PAI-1 gene polymorphism and pregnancy loss：a sys-

[1] tematic review [J]. Acta Inform Med, 2018, 26 (3): 156-159.
[2] Akhter M S, Biswas A, Abdullah S M, et al. The Role of PAI-1 4G/5G Promoter Polymorphism and Its Levels in the Development of Ischemic Stroke in Young Indian Population [J]. Clin Appl Thromb Hemost, 2017, 23 (8): 1071-1076.
[3] Anfosso F, Chomiki N, Alessi M C, et al. Plasminogen activator inhibitor-1 synthesis in the human hepatoma cell line Hep G2. Metformin inhibits the stimulating effect of insulin. J Clin Invest, 1993, 91 (5): 2185-93.
[4] 白庆峰,潘凯丽,黄莹,等.过敏性紫癜患儿血清白介素6、白介素8及肿瘤坏死因子α水平和免疫球蛋蛋白的变化 [J].中国小儿血液与肿瘤杂志,2008,13(2):53-54.
[5] Barnard S A, Pieters M, De Lange Z, et al. The contribution of different adipose tissue depots to plasma plasminogen activator inhibitor-1 (PAI1) levels [J]. Blood Rev, 2016, 30 (6): 421-429.
[6] Barnard S A, Pieters M, Nienaber-Rousseau C, et al. Degree of obesity influences the relationship of PAI-1 with body fat distribution and metabolic variables in African women [J]. Thromb Res, 2016, 146: 95-102.
[7] Binder B R, Christ G, Gruber F, et al. Plasminogen activator inhibitor 1: physiological and pathophysiological roles [J]. News Physiol Sci, 2002, 17: 56-61.
[8] Botla S K, Savant S, Jandaghi P, et al. Early epigenetic downregulation of microRNA-192 expression promotes pancreatic cancer progression [J]. Cancer Res, 2016, 76 (14): 4149-4159.
[9] 蔡雪蓉,张学亚,潘敬新.纤溶酶原激活物抑制剂-1的研究进展 [J].临床与病理杂志,2020,40(2):458-463.
[10] 陈可洋.脂肪细胞分化过程中PAI-1基因表达的调控 [D].上海:复旦大学,2002.
[11] Chen L, Li S Y, Liu M, et al. The association between PAI-1-675 4G/5G polymorphism and type 2 diabetes mellitus [J]. Cell Mol Biol (Noisy-le-grand), 2017, 63 (7): 66-68.

[12] Descheemaeker K A, Wy ns S, Nelle s L, et al. Interaction of AP-1, AP-2, and Sp1-like proteins with two distinct site s in the upstream regulatory region of the plasminogen activator inhibitor-1 gene mediates the phorbol 12-myristate 13-acetateresponse. J Bio Chem, 1992, 267 (21): 15086-91.

[13] DUAN Chaoxia, YANG Linhua. Detection and significance of TF, TFPI, t-pa and pai-1 in DIC and early DIC [J]. Journal of Capital Medical University, 2008, 29 (2): 146-148.

[14] Feener E P, Northrup J M, Aiello LP, et al. Angiotensin Ⅱ induces plasminogen activator inhibitor-1 and-2 expression in vascular endothelial and smooth muscle cells. J Clin Invest, 1995, 95 (3): 1353-62.

[15] 巩伯梁, 郎春鹏. I 型纤溶酶原激活物抑制剂基因表达的调控及作用机制 [J]. 甘肃科技, 2007, 23 (6): 83-87, 7.

[16] Hamsten A, De F U, Walldius G, et al. Plasminogen activator inhibitor in plasma: risk factor for recurrent myocardial infarction [J]. Lancet, 1987, 330 (8549): 3-9.

[17] Heaton J H, Kathju S, Gelehrter T D. Transcriptional and posttranscriptional regulation of type 1 plasminogen activator inhibitor and tissue-type plasminogen activator gene expression in HTC rat hepatoma cells by glucocorticoids and cyclic nucleotides. Mol Endocrinol, 1992, 6 (1): 53-60.

[18] Huang Z, Tang W, Liang Z, et al. Plasminogen activator inhibitor-1 polymorphism confers a genetic contribution to the risk of recurrent spontaneous abortion: an updated meta-analysis [J]. Reprod Sci, 2017, 24 (11): 1551-1560.

[19] Jevric M, Matic I Z, Krivokuca A, et al. Association of uPA and PAI-1 tumor levels and 4G/5G variants of PAI-1 gene with disease outcome in luminal HER2-negative node-negative breast cancer patients treated with adjuvant endocrine therapy [J]. BMC Cancer, 2019, 19 (1): 71.

[20] Jiang Q, Liu H, Wang S, et al. Circadian locomotor output cycles

kaput accelerates atherosclerotic plaque formation by upregulating plasminogen activator inhibitor-1 expression [J]. Acta Biochim Biophys Sin (Shanghai), 2018, 50 (9): 869-879.

[21] Kazerooni T, Ghaffarpasand F, Asadi N, et al. Correlation between thrombophilia and recurrent pregnancy loss in patients with polycystic ovary syndrome: a comparative study [J]. J Chin Med Assoc, 2013, 76 (5): 282-288.

[22] Li G, Liu Y, Li X, et al. Association of PAI-1 4G/5G polymorphism with ischemic stroke in Chinese patients with type 2 diabetes mellitus [J]. Genet Test Mol Biomarkers, 2018, 22 (9): 554-560.

[23] Liu WJ, Zhou L, Liang Z Y, et al. Plasminogen activator inhibitor 1 as a poor prognostic indicator in resectable pancreatic ductal adenocarcinoma [J]. Chin Med J (Engl), 2018, 131 (24): 2947-2952.

[24] 刘元伟,邓妙,岑加萍,等.PAI-1 基因启动子区 4G/5G 基因多态性与多囊卵巢综合征 [J].国际妇产科学杂志,2015,42(03): 298-300,305.

[25] 刘洲,赵斌.纤溶酶原激活物抑制剂-1 与脑梗死相关性的研究进展 [J].神经疾病与精神卫生,2005(03): 224-227.

[26] Pavlov M, Nikolic-Heitzler V, Babic Z, et al. Plasminogen activator inhibitor-1 activity and long-term outcome in patients with ST elevation myocardial infarction treated with primary percutaneous coronary intervention: a prospective cohort study [J]. Croat Med J, 2018, 59 (3): 108-117.

[27] Placencio V R, Declerck Y A. Plasminogen Activator Inhibitor-1 in Cancer: Rationale and Insight for Future Therapeutic Testing [J]. Cancer Res, 2015, 75 (15): 2969-2974.

[28] Prabhudesai A, Shetty S, Ghosh K, et al. Investigation of Plasminogen Activator Inhibitor-1 (PAI-1) 4G/5G promoter polymorphism in Indian venous thrombosis patients: A case-control study [J]. Eur J Haematol, 2017, 99 (3): 249-254.

[29] 钱铸山,张春明,牛广华.过敏性紫癜患儿血清 IL-8、IL-8、IL-10、TNF-α 和免疫球蛋白水平研究 [J].辽宁医学杂志,2006,20(1):

6-7.

[30] Rouch A, Vanucci-Bacque C, Bedos-Belval F, et al. Small molecules inhibitors of plasminogen activator inhibitor-1-an overview [J]. Eur J Med Chem, 2015, 92: 619-636.

[31] Rydholm H, Bostrom S, Eriksson E, et al. Complex intracellular signal transduction regulates tissue plasminogen activator (t-PA) and plasminogen activator inhibitor ty pe-1 (PAI-1) synthesis in cultured human umbilical vein endothelium. Scand J Clin Lab Invest, 1995, 55 (4): 323-30.

[32] Saw A H, Sobel BE, Fujii S. Potentiation by hypercholesterolemia of the induction of aortic intramural synthesis of plasminogen activator inhibitor type 1 by endothelial injury. Cir c Res, 1993, 73 (4): 671-80.

[33] Shetty S, I dell S. Posttranscriptional regulation of plasminogen activator inhibitor-1 in human lung carcinoma cells in vitro. Am J Physio Lung Cell Mol Physiol, 2000, 278 (1): L148-56.

[34] Shi R J, Simpson-Haidaris P J, Marder V J, et al. Post-transcriptional regulation of endothelial cell plasminogen activator inhibitor-1 expression during R. rickettsii infection. Microb Pathog, 2000, 28 (3): 127-33.

[35] Sobhan M R, Mahdinezhad-Yazdi M, Moghimi M, et al. Plasminogen activator inhibitor-1 4G/5G poly mor phism contr ibutes to osteonecrosis of the femoral head susceptibility: evidence from a systematic review and meta-analysis [J]. Arch Bone Jt Surg, 2018, 6 (6): 468-477.

[36] SONG Jieyun, ZHANG Yining, YANG Yide, et al. The relationship between the 4G/5G polymorphism of plasminogen activator inhibitor-1 gene and blood glucose and related indexes in children and adolescents [J]. Chinese Journal of Diabetes, 2017, 25 (4): 294-297.

[37] SUN Xiuhai, DAI Xueliang, LIU Hongyi, et al. Changes of serum and cerebrospinal fluid CysC and PAI-1 levels in patients with ischemic stroke and their clinical significance [J]. Nerve Injury and Func-

tional Reconstruction, 2018, 13 (1): 31-32.

[38] Tang J, Zhu W, Mei X, et al. Plasminogen activator inhibitor-1: a risk factor for deep vein thrombosis after total hip arthroplasty [J]. J Orthop Surg Res, 2018, 13 (1): 8.

[39] Tofler G H, Massaro J, O'Donnell C J, et al. Plasminogen activator inhibitor and the risk of cardiovascular disease: The Framingham Heart Study [J]. Thromb Res, 2016, 140: 30-35.

[40] Vaughan D E. PAI-1 and atherothrombosis [J]. J Thromb Haemost, 2005, 3 (8): 1879-1883.

[41] Vuckovic B A, Djeric M J, Tomic BV, et al. Influence of decreased fibrinolytic activity and plasminogen activator inhibitor-1 4G/5G polymorphism on the risk of venous thrombosis [J]. Blood Coagul Fibrinolysis, 2018, 29 (1): 19-24.

[42] 王忠喜, 李文静, 黄爱霞, 等. 过敏性紫癜患者治疗前后肿瘤坏死因子α和白细胞介素-8水平的变化 [J]. 临床内科杂志, 2005, 22 (9): 633-634.

[43] Yarmolinsky J, Bordin BN, Weinmann T, et al. Plasminogen activator inhibitor-1 and type 2 diabetes: a systematic review and meta-analysis of observational studies [J]. Sci Rep, 2016, 6: 17714.

[44] Zalavras C, Dailiana Z, Elisaf M, et al. Potential aetiological factors concerning the development of osteonecrosis of the femoral head [J]. European Journal of Clinical Investigation, 2015, 30 (3): 215-221.

[45] ZHANG Liming, CENG Xiaojing. Investigation on 4G/5G polymorphism of plasminogen activator inhibitor-1 and its gene promoter in patients with acute leukemia [J]. Leukemia Lymphoma, 2005, 14 (5): 302-304.

[46] 赵晓辉, 刘鹏, 韩子强. 纤溶酶原激活物抑制物-1基因4G/5G多态性与冠心病的关联研究 [J]. 中国现代医生, 2012, 50 (11): 1-2, 5.

[47] Zidovetzki R, Chen P, Fisher M, et al. Nicotine increases plasminogen activator inhibitor-1 production by human brain endothelial cells via protein kina se C-associated pathway. Stroke, 1999, 30 (3): 651-655.

第九章
视黄醇结合蛋白

自从 1968 年 Knnai 等首次发现并分离出视黄醇结合蛋白（Retinol-Binding Proteins，RBP）后，RBP 的临床作用就受到广泛关注。1999 年梁学颖等成功克隆并高效表达了具有生物活性的中国人视黄醇结合蛋白，表达率达 36.95%。视黄醇结合蛋白从被发现的那一天起，就一直是研究维生素 A 代谢机制的关键蛋白质分子，也是研究疏水小分子结合蛋白质结构的模型分子。视黄醇结合蛋白 4（retinol binding protein 4，RBP4）是新发现的细胞因子，由肝脏及脂肪组织产生，在血浆中负责结合、转运维生素 A（视黄醇），辅助其发挥生理作用。国内外众多实验证实 RBP4 参与葡萄糖的生成及利用，在 2 型糖尿病（type 2 diabetes mellitus，T2DM）胰岛素抵抗的产生中发挥重要作用。皮下脂肪组织及内脏脂肪组织不同程度地影响 T2DM 胰岛素抵抗的发生。

第一节　视黄醇结合蛋白简介

视黄醇结合蛋白是体内一类将维生素 A（VitA）从肝中转运至靶组织以实现 VitA 的细胞内转运代谢的特异的运载蛋白，在协助 VitA 发挥生理功能中起着不可替代的作用。它先与 VitA 结合再与甲状腺素运载蛋白（transthyretin，TTR）结合形成 VitA-RBP-TTR 复合体，经血液流经靶组织后，与 RBP 的可识别受体（Retinoic acid receptor，RAR；retinoid X receptor，

RXR）结合后，将 VitA 转运至细胞内的受体，至此 RBP 完成其运载功能（张冬杰等，2007）。

第二节　视黄醇结合蛋白研究概况

一、视黄醇结合蛋白的发现

自从 1968 年 Kanai 等首次发现分离 RBP 后，在人、小鼠、大鼠、蝾螈、狒狒及猪、牛、绵羊等中对其进行了广泛研究。介导 VitA 转运及行使功能的蛋白质很多，其中包括血清视黄醇结合蛋白（Serum RBP，一般简称 RBP）和细胞视黄醇结合蛋白（Cellular RBP，CRBP），CRBP 分为 CRBPⅠ、CRBPⅡ、CRBPⅢ 和 CRBPⅣ，表达于脂肪和小肠等组织中，在细胞内起调节维生素 A 稳态的作用（Ilaria 等，2018；Hu 等，2017）。RBP 主要指 RBP4，它是目前已证实的唯一一类可在血液中转运维生素 A 的蛋白，在猪中被广泛研究（Du M 等，2015）。

二、视黄醇结合蛋白的分子结构

RBP 为一种单一肽链的蛋白质，分子量约 21000，含有 184 个氨基酸残基和 3 个二硫键，有一个位点结合一分子的全反式视黄醇。对 holo-RBP（结合视黄醇的 RBP）晶体结构的研究表明，整个分子由 N-末端环、β 片层结构核心、α 螺旋和 C-末端环组成，在空间中以单一的直径 4nm 的球状结构域的形式存在，似一个洞穴。由 8 条反平行的 β-折叠形成两个正交的 β 片层堆积群，与 1 个 α 螺旋共同形成 β 折叠桶状结构，β 折叠桶的开口端由连接 β 条带的环组成。视黄醇的 β-紫罗酮环深深插入洞中，异戊二烯尾端伸出桶表面，桶内与配体相互作用的残基主要由疏水氨基酸组成。这些疏水氨基酸主要来自 β 折叠桶周围的 7 段发夹结构（Zanotti 等，1993）。这个 β 折叠桶是完全刚性的，可以禁止结合的视黄醇在其环形区的修饰。相反，β 折叠桶的入口是整个分子相当柔韧的部分，可通过显著的构象变化，由未结合配体的 RBP 转变成为结合配体的 RBP。视黄醇羟基的修饰不影响其与 RBP 的亲和性，但视黄醇环上的修饰则导致其与 RBP 亲和性的丧失，这也说明视黄醇与 RBP 主要靠疏水相互作用来维持视黄醇-RBP 复合物的稳定性，而不是依靠羟基（梁学颖等，2000）。

三、视黄醇结合蛋白的产生部位

RBP 主要合成于肝脏，但脂肪、子宫等其他组织也有分泌，只是肝外 RBP 不能动员肝脏中的维生素 A（Perduca M 等，2018）。另外，由于动物品种、器官和发育时期的差异，RBP 基因 mRNA 在哺乳动物的子宫内膜、睾丸和小肠等多种组织中表达量不同（王怀禹，2016）。

RBP 在肝细胞中合成时，受到视黄醇刺激后分泌出来，特异性地结合全反式视黄醇，到达血液中后，又与甲状腺素运载蛋白（transthyretin，TTR）形成复合物，从而防止低分子量的 RBP 被肾小球滤过。需要说明的是：无论维生素 A 是以醇、醛还是酸的形式被利用，只有全反式视黄醇才能刺激 RBP 的分泌（Helen M N 等，1999）。RBP 转运维生素 A 的机制和过程如图 9-1 所示。

四、视黄醇结合蛋白的表达调控

在怀孕早期，子宫腔内的分泌物有着精细的调控模式。受猪发情周期的影响，RBP 仅在发情间期的子宫而非卵巢中表达，所以卵泡液中的维生素 A 可能是从血浆传递过去，卵巢可能并不参与维生素 A 的转运过程（IIuIar 等，2001）。不同组织中维

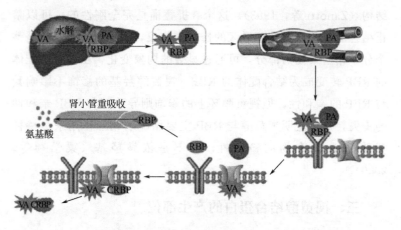

图 9-1 RBP 转运维生素 A 的机制和过程（付玉等，2018）

VA—维生素 A；PA—血浆前清蛋白；RBP—视黄醇结合蛋白；
CRBP—细胞视黄醇结合蛋白

生素 A 的传递效率不同，RBPs 在孕体（15d）和滋养层（20d）中高表达，在尿囊绒毛膜胎盘（30~112d）中低表达（Harney J P 等，1994）。在妊娠第 30 天，尿囊绒毛膜胎盘发生高度血管化，而在第 15~20 天，滋养外胚层扩大并大面积覆盖于子宫内膜表面，此时没有血管运输维生素 A，维生素 A 可能就与滋养外胚层细胞中的 RBP 结合，然后释放到囊胚腔供胚胎利用（Harney J P 等，1994）。另外，在妊娠 60d 后的猪子宫肌层中检测到了 RBP，且其 mRNA 表达量快速增加，说明 RBP 合成和维生素 A 转运是子宫肌层生长、子宫体积增加所必需的（MacKenzie 等，1997）。

研究发现，类固醇对猪子宫 RBP 的合成、分泌和表达起到重要的调控作用。用黄体酮处理去除卵巢的母猪，发现子宫中 RBP 分泌量增加，当黄体酮表达量最高时，RBP 在黄体时期表达量最高，RBP 的 mRNA 水平与猪血浆中雌激素和怀孕猪子宫内膜的黄体酮受体 mRNA 水平有关，黄体酮单独作用以及黄体酮与雌激素一起作用都能增加 RBP 的积累量，但是单独的雌激素不起作用，说明雌激素和黄体酮在调控 RBP 表达方面具有协同作用。子宫中 RBP 基因在猪发情周期第 0、5、10 天以及妊娠期第 10 天的表达量非常低，需要黄体酮积累到一定量时才可以检测到，在发情期第 10~12 天 RBP 基因表达水平开始增加，一直增加至第 15 天，第 18 天后开始出现下降趋势，不过配种后妊娠母猪的子宫内膜中 RBP 表达始终保持上升趋势（Harney 等，1993）。

五、视黄醇结合蛋白的生物学功能

视黄醇（即维生素 A）在动物机体维持稳态过程中起重要的促进作用，其缺乏可导致夜盲症等疾病的发生，还会导致胚胎或卵子可利用能量资源的减少、细胞膜的破坏，从而影响胚胎及卵子质量（何剑，2010）。

RBP4 作为一种来自脂肪细胞的细胞信使，如果体内缺乏将会引起组织中视黄醇分布的混乱，从而影响骨组织与上皮组织的生长、分化、繁殖和胚胎发育，进一步导致夜盲症等疾病的发生（徐玲玲等，2008）。对于人类来说，RBP4 含量降低会出现视黄醇（即 VitA）缺乏症、低蛋白血症、吸收不良综合征、肝脏疾病（除了营养过剩性脂肪肝）、甲状腺功能亢进症等；血清中 RBP4 下降还会导致急慢性肝炎及肝硬化等疾病，如果机体内 RBP4 的含量高于阈值，则会造成肾功能不全、营养过剩性脂肪肝（苏玉霞等，2009）。

有研究报道，血清中的 RBP4 水平与腰围、BMI、TG 等多个代谢参数相关（刘晓华等，2010）。目前更多的研究则认为 RBP4 作为一种细胞因子，可通过调节脂类代谢参与机体肥胖、2 型糖尿病及胰岛素抵抗等的发生过程（王旭等，2016）。同时，RBP4 在性激素相关的疾病发生机制中发挥作用。血清 RBP4 水平与睾酮呈正相关，与性激素结合蛋白（SHBG）呈负相关，且表现为男性高于女性。

维生素 A 在卵泡的发育和卵细胞的成熟过程中均发挥作用（邢辙等，2017）。维生素 A 及其活性代谢物视黄酸是不稳定的疏水性化合物，是细胞分化和生长必不可少的。卵巢中维生素 A 水平随着发情周期的变化而变化（Jiang Y W 等，2018）。猪卵泡颗粒细胞能够表达 RBP4，在猪囊肿卵泡液中 RBP4 含量很高（Sun Y L 等，2012），调节着卵泡的发育、成熟和排出。

RBP4 可维持子宫内环境，在妊娠关键期中发挥着不可替代的作用。猪妊娠早期的特点是孕体及其周围子宫环境快速发育和内分泌发生变化，确保猪成功妊娠。维生素 A 和视黄酸活跃于妊娠母猪的胎盘和胚胎中，对孕体的发育和生长至关重要。胎盘的重要作用之一就是保障维生素 A 的运输和代谢。母猪在妊娠 12～90d 的饲料中缺乏维生素 A，其后代会产生特异性先天畸形（孙延晓等，2009）。免疫反应性 RBPs 存在于妊娠 15d 猪的腺体子宫内膜上皮细胞中，在妊娠 15d 猪子宫内膜和成年猪肝脏中 RBPs mRNA 表达量相当，这说明 RBPs 是猪子宫主要分泌物（Hamey 等，1990）。猪的子宫内膜和孕体分泌 RBPs 的现象也从另一方面说明了 RBPs 在孕体维生素 A 转运中的重要作用。对于强壮的孕体，RBPs 的分泌会因机体需要而不断增加；对于脆弱的孕体，RBPs 的分泌会减少，防止胚胎被杀死。

猪肌肉纤维细胞的组成种类、数量和大小决定了猪肉产量和品质，它们分别在胚胎发育和出生后个体的发育过程中完成。RBPs 和视黄酸结合蛋白能协助体内的维生素 A 和视黄酸发挥生理功能。视黄酸对细胞的增殖和分化有调节作用，所以 RBPs 也会对脂肪细胞和肌肉纤维细胞的增殖和分化产生作用，进而影响猪肉质性状（Li H 等，2018）。研究发现，RBP2 C117T 位点的不同基因型与肌肉嫩度和大理石纹评分有着密切的关联，推测此突变位点可能会影响维生素 A 代谢，导致脂肪细胞和肌肉纤维细胞生长、增殖和分化以及脂肪沉积（公维华等，2007）。在巴克夏猪中，RBP4 的等位基因 *B* 对体重达 90kg 日龄、背膘厚及日增重的加性效应分别为 1.3d、0.70mm 和 6.2g，说明 RBP4 等位基因 *B* 能够增加巴克夏猪的生长速率，有助于培育高产的巴克夏猪。由于 RBP4 等位基因 *B* 也能增加猪背膘厚，因此在选育过程中也要注意合理应用（Do 等，2012）。Cheng 等研究表明，RBP4 能够增加脂解基因 *ATGL* 和 *HSL* 的 mRNA 水平，降低成脂基因 *aP2* 等表达，因此推测 RBP4 抑制猪前体脂肪细胞分化；相反，RBP4 受到抑制时，成脂基因表达量升高，细胞内脂质积累也明显增加，同时发现 RBP4 主要是通过 AKT 参与调节胰岛素信号通路来发挥其抑制成脂作用（Cheng 等，2013）。

六、视黄醇结合蛋白的多态性研究

1. *RBP4* 基因多态性与母猪产仔数

RBP4 基因具有丰富的遗传多态性，其多态性及基因型频率的分布在不同品种（系）间存在差异，因而在不同的品种（系）甚至同一品种（系）个体的不同胎次表现出不同的遗传效应（王怀禹，2015）。Rothschild 等（2000）用 6 个商品系 1300 头母猪所产的 2555 头仔猪进行 *RBP4* 标记基因型检测。结果表明，*RBP4* 基因在某些商品系（尤其是长白系）中 *A* 等位基因对产仔数存在中等增强的效应，总产仔数（TNB）和产活仔数（NBA）AA 型比 BB 型分别多 0.5 头/窝和 0.26 头/窝，其加性效应为总产仔数 0.23 头/胎和产活仔数 0.15 头/胎。Messer 等、Ollivier 等及 Linville 等对 *RBP4* 基因的研究也都取得了与 Rothschild 基本相似的结果（Ollivier L L 等，1997；Linville R C 等，2001）。孙延晓（2008）的研究表明，在山东地方/培育猪种内，*RBP4* 基因 AA 型母猪的总产仔数和产活仔数比 BB 型母猪分别多产 0.59 头和 0.51 头，引进猪种中 AA 型母猪比 BB 型母猪分别多产 0.72 头和 0.64 头（$P<0.05$）。于雷在研究

RBP4 基因与猪繁殖性能的关系后发现，杜洛克第 2 胎产仔数 AA 型与 AB 型个体之间差异极显著（$P<0.01$），产活仔数 AA 型与 AB 型个体之间差异显著（$P<0.05$），第三胎产仔数 AA 型与 AB 型个体之间差异显著（$P<0.05$），AA 型比 BB 型、AB 型分别多 3.45 头/窝和 1.81 头/窝（于雷，2013）。推测杜洛克和兰德瑞斯猪 AA 基因型可能是高产的优势基因型，A 等位基因可能与产仔数和产活仔数呈正相关。Drogemuller 等报道，德国猪 BB 基因型 1~10 胎产活仔数比 AA 基因型多 0.35 头/窝，RBP4 的加性效应为 0.175 头/窝（Drogemuller 等，2001）。Terman 等研究经产和初产母猪 RBP4 基因型与窝产活仔数、窝断奶活仔数关系时发现，初产母猪各基因型间差异显著（$P<0.05$）（Terman 等，2007）。Terman 使用 PCR-RFLP 技术对 RBP4 基因多态性约克夏和兰德瑞斯猪繁殖性能的影响发现，BB 基因型比另外两种基因型母猪产仔数多，且差异极显著（$P<0.01$）（Terman A，2011）。有的研究也出现过与上述两种研究结果不一致的情况。彭淑红研究发现，金华猪 3 个品系 RBP4 基因全表现为 AA 基因型，没有多态性（彭淑红，2003）。Sptter 等对 RBP4 基因多态性的研究发现，不同基因型母猪产仔数差异不显著。刘远等检测 RBP4 基因在大白猪中均为纯合子 AA 基因型，也没有检测到多态性（刘远等，2011）。王立辛等研究发现，长白、大白和杜洛克猪群内 RBP4 基因 AA、AB 和 BB 基因型对 3 个品种的总产仔数影响均不显著（$P>0.05$），RBP4 的优良基因型是 AB 型（王立辛等，2014）。

2. RBP4 基因多态性与公猪繁殖性能

维生素 A 在睾丸组织中被 RBP 传递到靶细胞进而影响公猪的睾丸功能和精液品质（Wemheuer 等，1996）。RBP4 基因的 mRNA 在附睾中的高表达可能预示基因对生殖性能具有影响（Sundaram 等，2002）。Lin 等（2006）对 244 头皮特兰、112 头皮特兰和汉普夏的一个合成系的基因多态性研究表明，皮特兰公猪精子活力 AA 型显著高于 AB 型（$P<0.05$）。于雷（2013）研究 RBP4 基因多态性与精液品质的关系后发现，在杜洛克猪中，精子畸形率 AA 型个体与 AB 型个体之间差异显著（$P<0.05$），射精量和精子密度 AB 型比 AA 和 BB 型高，射精量和精子密度性状 AB 型个体最高；约克夏、兰德瑞斯猪中，精液品质各性状不同基因型个体之间差异不显著。因此，推测在杜洛克猪中 RBP4 基因 AB 杂合型为优势基因型。可能只是在部分猪品种中基因多态性与精液品质相关，不同猪品种中优势基因型也不一致。于雷在研究约克夏 RBP4 基因多态性与公猪种用性能的关系时用不同基因型公猪的精液进行人工授精，统计产仔数和产活仔数。结果表明，第 2 胎产仔数、产活仔数 AA 型与 AB、BB 型差异显著（$P<0.05$），产仔数 AA 型比 AB 型多 3.5 头/窝，产活仔数 AA 型比 BB 型多 3.87 头/窝；第 3 胎产仔数 AA 型与 BB 型差异极显著（$P<0.01$），AA 型比 BB 型多 2.71 头/窝；产活仔数 AA、AB 型与 BB 型差异显著（$P<0.05$），AA 型比 BB 型多 2.13 头/窝。因此，推测 AA 型为约克夏公猪优势基因型，A 等位基因可能与配种母猪产仔数、产活仔数呈正相关。

3. RBP4 基因多态性与动物繁殖性状的关系

RBP4 基因存在 MspⅠ酶切位点多态性，近年来该位点在不同品种上的研究较多，其结果各不相同。研究发现，在不同德系猪（合成系、德系长白和杜洛克）中 A 等位基因占优势；苏淮猪中 B 等位基因占优势；金华猪 3 个品系全表现为 AA 基因型，没有多态性；长白猪和大白猪中都是 A 等位基因略占优势。罗仍卓么等（2008）发现，北京黑猪群体中 A 等位基因略占优势，其杂合子比例最大，其次为 AA 型，而 BB 型最小，且 2 个纯合子比例相差不大；其多态分析结果表明北京黑猪群体在该位点的突变处于中度多态，说明其遗传变异较大，有望获得更大的遗传进展。何远清等研究发现，BB 基因型只出现在高繁殖力绵羊品种（小尾寒羊、湖羊）中，而在低繁殖力绵羊品种（多赛特羊、萨福克羊）中则没有 BB 基因型，AA 基因型只出现在小尾寒羊和多赛特羊中。综上研究可以发现，RBP4 基因 MspⅠ酶切位点的等位基因在不同品种中的分布不同，造成这种现象可能与品种形成时的血液成分和长期选育有关。提示 RBP4 基因的 MspⅠ-RFLP 可以作为与猪产仔数相关的遗传标记，可见研究 RBP4 基因的多态性对探讨 RBP4 基因与动物繁殖性能的关系具有重要意义。鉴于 RBP4 是孕体产生的主要蛋白之一，在猪的妊娠关键时期表达，影响猪的繁殖性能，RBP4 基因被提出作为影响猪繁殖性能的候选基因之一，但其基因型效应和基因效应结果有不同之处。Rothschild 等用 6 个商品系 1300 头母猪所产的 2555 头仔猪进行 RBP4 标记基因型检测，结果发现 RBP4 基因 AA 型比 BB 型多 0.5 头/窝［总产仔数（TNB）］和 0.26 头/窝［产活仔数（NBA）］，其加性效应为总产仔数 0.23 头/胎和产活仔数 0.15 头/胎，说明 RBP4 基因在某些商品系（尤其是长白系）中 A 等位基因对产仔数存在中等增强效应。Linville 等报道了 RBP4 基因对 TNB 的加性效应为 0.179 头/窝，对 NBA 的加性效应为 0.526 头/窝。Drogemuller 等报道，德国猪 BB 基因型第 1～10 胎产活仔数比 AA 基因型多 0.35 头/窝，RBP4 基因的加性效应为 0.175 头/窝。罗仍卓么与前人的研究不同，初产母猪的 BB 型比 AA 型和 AB 型个体的 TNB 分别多 1.04 头和 0.31 头；BB 型和 AB 型比 AA 型个体的 NBA 分别多 1.47 头和 1.35 头。基因效应分析结果表明，初产母猪该位点上的 B 等位基因对 TNB、NBA 和初生重（WB）都表现为正效应，各性状分别增加了 0.2820 头、0.4085 头和 0.0009kg，可以看出 B 等位基因可能是 TNB、NBA 和 WB 的有利等位基因，但其频率相对较低，说明在以前的选育中可能没有对 B 等位基因进行选择。何远清等发现，RBP4 基因 BB 型小尾寒羊产羔数分别比 AA 型和 AB 型多 0.52 只和 0.67 只。推测 RBP4 基因可能是控制小尾寒羊多胎性能的一个主效基因或是与之存在紧密遗传连锁的一个标记（何远清等，2006）。

由于 RBP4 基因对卵泡和胚胎发育具有重要的调节作用，因此该基因与母猪产仔数相关。在怀孕母猪的饮食中补充维生素 A 能够使子宫分泌 RBPs，提高产仔数，且相对于经产母猪，RBP4 对初产母猪产仔数影响更大（孙延晓等，2009）。RBP4 作为影响繁殖性能的候选基因，在不同猪种间其多态位点基因型频率分布和基因型效应差别很大。可能是由于各种猪遗传背景、猪场的饲养和选种方法以及环境等差异导致了不同性状的表型差异。因此，RBP4 遗传标记的效应还需要在不同的品种中进行系统的分析和验证。

参考文献

[1] 昌文林，张达军，袁安文，等.RBP4 基因的多态性及其与母猪窝产仔性状的相关性［J］.湖南农业大学学报，2015，41（5）：508-12.

[2] Cheng J，Song Y，Pu L，et al. Retinol binding protein 4 affeccts the adipogenesis of porcine preadipocytes through insulin signaling pathways［J］. Biochem Cell Biol，2013，91（4）：236-243.

[3] Do C H，Cho B W，Lee D H. Study on the prolactin receptor 3 (PRLR3) gene and the retinol-binding protein 4 (RBP4) gene as candidate genes for production traits in berkshire pigs［J］. Asian-Austral J Anim Scj，2012，25（2）：183-188.

[4] Drogemuller C，Hamann H，Distl O. Candidate gene markers for litter size in different German pig lines［J］. J Anim Sci，2001，79（10）：2565-2570.

[5] Du M，Laura O，Ashley A M，et al. Transgenic mice overexpressing serum retinol-binding protein development progressive retinal degeneration through a retinoid independent mechanism［J］. M01 Cell Biol，2015，35（16）：2771-2789.

[6] 付玉,张盼,张雅文,等.猪视黄醇结合蛋白基因研究进展 [J].中国畜牧杂志,2018,54 (12):10-13.

[7] 公维华,唐中林,杨述林,等.猪 RBP2 和 cRABP2 基因的定位、组织表达谱分析、单核苷酸多态性研究及其关联分析 [J].畜牧兽医学报,2007,38 (9):881-887.

[8] Hamey J P, Mirando M A, Smith L C, et al. Retinol-binding protein: a major secretory product of the pig conceptus [J]. Biol Reprod, 1990, 42 (3): 523-532.

[9] Harney J P, Ott T L, Geisen R D, et al. Retinol-binding protein gene expression in cyclic and pregnant endometrium of pigs, sheep, and cattle [J]. Biol Reprod, 1993, 49 (6): 1066-1073.

[10] Harney J P, Smith L C, Simmen R C, et al. Retinol-Binding Protein: Immunolocalization of protein and abundance of messenger ribonucleic acid in conceptus and maternal tissues during pregnancy in pigs [J]. Biol Reprod, 1994, 50 (5): 1126-1135.

[11] Helen M N, Newcomer M E. The structure of human retinol-binding protein (RBP) with its carrier protein transthyretin reveals an interaction with the carboxy terminus of RBP [J]. Biochemistry, 1999, 38: 2647-2653.

[12] 何剑.孕期边缘性维生素 A 缺乏对新生大鼠维生素 A 转运贮存及相关酶的影响 [D].重庆:重庆医科大学,2010.

[13] 何庆玲,王宵燕,经荣斌,等.PRLR、RBP4 基因与苏姜猪繁殖性能的相关性分析 [J].生物信息学,2011,9 (3):210-212,216.

[14] 何远清,郭晓红,王金玉,等.小尾寒羊高繁殖力候选基因 RBP4 的研究 [J].畜牧兽医学报,2006,37 (7):646-649.

[15] Hu C Y, Henry L K, Lu K T, et al. Retinol-binding protein 7 is an endothelium-specific PPART cofactor mediating antioxidant response through adiponectin [J]. JCI Insit, 2017, 2 (6): 1-16.

[16] Ilaria M, Eugenia P, Rodolfo, et al. Deciphering protein dynamics changes along the pathway of retinol uptake by cellular retinol-binding proteins l and 2 [J]. Arch Biochem Biophys, 2018, 5 (1): 107-116.

[17] Immunolocalization of retinol-binding protein, cellular retinoic acid-

binding protein I and retinoid X receptor beta in the porcine reproductive tract during the oestrous cycle [J]. Reprod Fertil Dev, 2001, 13 (5): 421-426.

[18] Jiang Y W, Zhao Y, Chen S X, et al. Regulation by FSH of the dynamic expression of retinol-binding protein 4 in the mouse ovary [J]. Reprod Biol Endocrinol, 2018, 16 (3): 25-37.

[19] Li H, Cao G, Zhang N, et al. RBP4 regulates trophoblastic cell proliferation and invasion via the P13K/AKT signaling pathway [J]. Mol Med Rep, 2018, 7 (3): 38-45.

[20] 梁学颖,徐琪寿.视黄醇结合蛋白的分子生物学[J].生理科学进展, 2000 (03): 277-279.

[21] 李娜,高鹏飞.RBP4基因Msp I位点对大汉梅猪产仔性状的影响[J].黑龙江畜牧兽医, 2016, 30 (6): 100-102.

[22] Lin C L, Ponsuksili S, Tholen E, et al. Candidate gene markers for sperm quality and fertility of boar [J]. Animal Reproduction Science, 2006, 92 (3-4): 349-363.

[23] Lin C, Tholen E, Jennen D, et al. Evidence for effects of testis and epididymis expressed genes on sperm quality and boar fertility aits [J]. Reprod Domest Anim, 2006, 41 (6): 538-543.

[24] Linville R C, Pomp D, Johnson R K, et al. Candidate gene analysis for loci affecting litter size and ovulation rate in swine [J]. J Anita Sci, 2001, 79 (1): 60-67.

[25] 刘璐,梁永晔,吴正常,等.大白猪、长白猪和杜洛克猪RBP4基因多态性及其与繁殖性能的相关分析[J].中国畜牧兽医, 2012, 39 (10): 169-172.

[26] 刘晓华,魏丽.视黄醇结合蛋白4与代谢异常关系的研究进展[J].中国实用内科杂志, 2010, 30 (增刊1): 77-79.

[27] 刘远,李良良,王振华,等.4个猪繁殖性状候选基因对大白猪产活仔数的影响[J].中国畜牧杂志, 2011, 47 (3): 1-5.

[28] 罗仍卓么,王立贤.孙世铎.北京黑猪RBP4基因与繁殖性状的关联分析[J].畜牧兽医学报, 2008, 39 (5): 536-539.

[29] Mackenzie S H, Roberts M P, Liu K H, et al. Bovine endometriaI

retinol binding protein secretion, messenger ribonucleic acid expression, and cellular localization during the estrous cycle and early pregnancy [J]. Biol Reprod, 1997, 57 (6): 1445-1450.

[30] Marantidis A, Laliotis G P, Avdi M. Assocjatjon of RBP4 genotype with phenotypic reproductive traits of sows [J]. Genet Res Int, 2016, 14 (1): 494-499.

[31] 马力鹏, 黄涛, 刘乙, 等. 骨桥蛋白和视黄醇结合蛋白基因多态性对母猪繁殖性状的影响 [J]. 畜牧与兽医, 2017, 49 (8): 25-30.

[32] Ollivier L L, Messer L A, Rothschild M F, et al. The use of selection experiments for detecting quantitative trait loci with an application to the INRA hyperprolific pig [J]. Genet Res, 1997, 69: 227-232.

[33] 彭淑红. 金华猪 6 个基因的多态性及其效应的研究 [D]. 杭州: 浙江大学, 2003.

[34] Perduca M, Nicolis S, Mannucci B, et al. Human plasma retinol-binding protein (RBP4) is also fatty acid-binding protein [J]. Biochim Biophys Acta, 2018, 1863 (4): 458-466.

[35] Perduca M, Nicolis S, Mannucci B, et al. Human plasma retinol-binding protein (RBP4) is also fatty acid-binding protein [J]. Biochim Biophys Acta, 2018, 1863 (4): 458-466.

[36] Rothschild M F, Messer L, Day A, et al. Investigation of the retinol-binding protein 4 (RBP4) gene as a candidate gene for increased litter size in pigs [J]. Mammalian Genome, 2000, 11 (1): 75-77.

[37] Rothschild M F, Messer L, Day A, et al. Investigation of the retinol-binding protein4 (RBP4) gene as a candidate gene for increased litter size in pigs [J]. Mamm Genome, 2000, 11 (1): 75-77.

[38] ROTHSCHILD M F, MESSER L, DAY A, et al. Investigation of the retinol-binding protein 4 (RBP4) gene as a candidate gene for increased litter size in pigs [J]. Mammalian Genome, 2000, 11 (1): 75-77.

[39] SEELIGER M W, BIESALSKI H K, WISSINGER B, et al. Phenotype in retinol deficiency due to a hereditary defect in retinol binding protein synthesis [J]. Investigative Ophthalmology, 1999, 40 (1):

3-11.

[40] Sptter A, Müller S, Hamann H, et al. Effect of Polymorphisms in the Genes for LIF and RBP4 on Litter Size in Two German Pig Lines [J]. Reproduction in Domestic Animals, 2009, 44 (1): 100-105.

[41] 苏玉霞, 洪洁. 视黄醇结合蛋白 4: 一种新的脂肪细胞因子 [J]. 国际内科学杂志, 2009, 36 (5): 276-277, 285.

[42] Sun Y L, zhang J, Ping Z G, et al. Relationship between apoptosis and proliferation in granulosa and theca cells of cystic follicles in sows [J]. Reprod Domest Anim, 2012, 47 (4): 601-608.

[43] Sundaram M, Van Aalten D M, Findlay J B, et al. The transfer of transthyretin and receptor-binding properties from the plasma retinol-binding protein to the epididymal retinoic acid-binding protein [J]. Biochem J, 2002, 362: 265-271.

[44] 孙延晓, 曾勇庆, 唐辉, 等. 猪 PRLR 和 RBP4 基因多态性与产仔数性能的关系 [J]. 遗传, 2009, 31 (1): 63-68.

[45] 孙延晓. 猪 PRLR 和 RBP4 基因的遗传变异及其与产仔性能关系的研究 [D]. 泰安: 山东农业大学, 2008.

[46] Terman A, Kmiec M, Polasik D, et al. Retinol binding protein 4 gene and reproductive traits in pigs [J]. Arch Tierz. Dummerstorf, Special Issue, 2007, 50: 181-185.

[47] 王怀禹. RBP4 基因与动物繁殖性能的相关性 [J]. 畜牧与兽医, 2016, 48 (3): 141-145.

[48] 王怀禹. 视黄醇结合蛋白 4 (RBP4) 基因多态性对猪繁殖性能的影响 [J]. 养猪, 2015 (4): 73-76.

[49] 王立辛, 苏玉虹, 刘海东, 等. 猪 PRLR 和 RBP4 基因与产仔数的关联分析 [J]. 畜牧与兽医, 2014, 46 (6): 71-74.

[50] 王旭, 白俊艳, 杨帅, 等. 家畜视黄醇结合蛋白 4 (RBP4) 的研究进展 [J]. 畜牧与饲料科学, 2016 (12): 32-34.

[51] Wemheuer W, Steinbrink J, Fuhrmann H, et al. The effect of vitamin A and betacarotene on the vitamin E status, ejaculation parameters and health of boar used for insemination [J]. Dtsch Tierarztl Wochenschr, 1996, 103: 431-437.

[52] 邢辙, 栾新红. 视黄醇结合蛋白 4 的生物学作用研究进展 [J]. 中国家禽, 2017, 39 (8): 45-47.

[53] 徐玲玲, 肖新华, 孙琦, 等. 视黄醇结合蛋白 4 与代谢综合征的关系 [J]. 基础医学与临床, 2008, 28 (7): 743-746.

[54] 杨雪, 赵志超, 黄涛, 等. 视黄醇结合蛋白 4 基因多态性对长白猪繁殖性能的影响 [J]. 猪业科学, 2013 (11): 98-99.

[55] 于雷. ESR、RBP4、PRLP 和 ACTN1 基因多态性与猪繁殖性能的关系研究 [D]. 武汉: 华中农业大学, 2013.

[56] Zanotti G, Berni R, Monaca H L. Crystal structure of liganded and unliganded forms of bovine plasma retinol-binding protein [J]. J Biol Chem, 1993, 268: 10728-38.

[57] 翟腾蛟, 李梦寻, 马力鹏, 等. 猪 RBP4 和 ITGBl 基因多态性对母猪繁殖性能的影响 [J]. 中国兽医学报, 2016, 36 (11): 1959-1963.

[58] 张冬杰. 维生素 A 对视黄醇结合蛋白基因表达效果初探 [J]. 广东农业科学, 2009, 171-173.

[59] 张冬杰. 猪视黄醇结合蛋白基因的转录、诱导转录及真核表达研究 [D]. 东北农业大学, 2007.

[60] 朱吉, 孙建帮, 谢菊兰, 等. 湖南黑猪 RBP4 基因与产仔数的相关性分析 [J]. 家畜生态学报, 2011, 32 (3): 10-13.

第十章
丝氨酸蛋白酶抑制剂

内脏脂肪型丝氨酸蛋白酶抑制剂（vaspin）是新发现的具有胰岛素增敏作用的脂肪因子，在内脏脂肪组织中高表达，参与机体氧化应激和炎症反应，可改善胰岛素抵抗，具有抗动脉粥样硬化等作用。Vaspin在糖尿病及其慢性并发症、冠状动脉疾病及多囊卵巢综合征等疾病中发挥着一定的作用。

第一节　丝氨酸蛋白酶抑制剂简介

蛋白酶抑制剂，也称蛋白酶抑制物。到目前为止，自然界中已经发现四类蛋白酶抑制剂，分别是丝氨酸蛋白酶抑制剂（serine protease inhibitor，Serpin）、半胱氨酸蛋白酶抑制剂、金属蛋白酶抑制剂和天冬氨酸蛋白酶抑制剂。丝氨酸蛋白酶抑制剂是丝氨酸蛋白酶抑制剂超家族中的一类蛋白酶，它广泛存在于多细胞动物和植物界中。在植物、动物、病毒和微生物中已经发现了几百种Serpin，所有的Serpin都有一个共同的保守结构——螺旋状反应位点（RSL），目标蛋白酶通过裂解RSL内部P1和P1′残基的肽键，使RSL被裂解（Irving等，2004）。Serpin参与到许多基本的生理学反应中，如血液凝固、（血）纤维蛋白溶解作用、炎症、信号级联放大、免疫应答、肿瘤抑制和荷尔蒙的传导（Irving J A等，2000）。内脏脂肪型丝氨酸蛋白酶抑制剂是内脏脂肪组织分泌的一种细胞因子，参与机体氧化应激和炎症反应，可改善胰岛素抵抗，具有抗动脉粥样硬化等作用。

第二节　丝氨酸蛋白酶抑制剂研究概况

一、丝氨酸蛋白酶抑制剂的发现

Fermi 和 Pernossi 等人于 1894 年在人类血液中发现最早的丝氨酸类蛋白酶抑制剂（Wago 等，1919），Shultze 等人于 1955 年分离得到并命名为 α1PI（Andreas 等，1991；Lee 等，2011）。Hunt 和 Dayhoff 根据 α1PI 与卵清蛋白和 ATⅢ的序列相似性从而证明了丝氨酸蛋白酶抑制剂家族的存在（Andreas 等，1994）。Vaspin 是日本学者 Hida 等发现的一种在肥胖 Otsua Long Evans Tokushima Fatty（OLETF）大鼠（由日本大冢制药株式会社德岛研究所培养的一种具有腹型肥胖、IR、高血压、血脂紊乱等特征的 2 型糖尿病模型大鼠）内脏脂肪中上调，而在不肥胖的 LETO（Long-Evans Tokushima Otsuka）大鼠中下调的一种因子（Hida 等，2000）。目前发现它在脂肪组织、肝、胰腺、胃、主动脉、冠状动脉等血管外膜及心包脏层周围脂肪中都有表达，与糖尿病及其慢性并发症、冠状动脉疾病等相关。

二、丝氨酸蛋白酶抑制剂的分子结构

Serpins 是一类分子量较大的丝氨酸蛋白酶抑制剂超家族，氨基酸残基数为 350~500 个，具有保守的空间结构。Vaspin 蛋白结构与 Serpins 家族相似，是由 9 个 α 螺旋、3 个 β 折叠以及 1 个反应中心环组成的蛋白，其反应中心环位于 364~379 位氨基酸残基处，与 α1-抗胰蛋白酶有 40.5% 的同源性。至今已报道的丝氨酸蛋白酶抑制剂家族成员多达几百个，是蛋白酶抑制剂中最大的一个家族。根据其氨基酸序列的同源性、二硫键拓扑结构和反应位点的不同，可将丝氨酸蛋白酶抑制剂分为 11 个亚类（Bode W 和 Huber R 1994）。最常见的有四类，分别是 Kazal 家

族、Kunitz 家族、Serpin 家族和 alpha 巨球蛋白。

1. Kazal 家族

Kazal 型丝氨酸蛋白酶抑制剂（Kazal type serine protease inhibitors，KTSPIs）最初是由 Kazal 从牛胰腺分泌的蛋白酶中所发现，Kazal 型丝氨酸蛋白酶抑制剂含有一个或多 Kazal 型结构域，即由 6 个保守半胱氨酸形成的 3 个二硫键（Kazal 等，1948；Laskowski 等，1980；van 等，1995）。KTSPIs 的 N 末端通常含有由 20 个左右的氨基酸形成的一段信号肽（Brik Y 1985；Cerenius L 等，2010）。KTSPIs 在吸血昆虫、蚊子、家蚕、果蝇、蝗虫和甲虫等昆虫以及哺乳动物的组织（包括生殖道、胰腺、下颌下腺）和体液（包括血液、唾液）内均有存在（Friedrich 等，1993；Mende 等，1999，2004；Watanabe 等，2010，2011；Gandhe 等，2006；Zheng 等，2007；Niimi 等，1999；Brillard-Bourdet 等，2006；Horita 等，2010）。研究表明，Kazal 类丝氨酸蛋白酶抑制剂对胰蛋白酶（trypsin）、胰凝乳蛋白酶（chymotrypsin）和枯草杆菌蛋白酶（substilisin）均有抑制活性，而且，从淡水小龙虾、青蛙和虾体内分离得到的 KTSPIs 具有微生物结合活性和抑菌活性（Donpudsa 等，2009；Han 等，2008；Li 等，2009）。此外，从水螅中分离得到的 KTSPI 能抑制枯草杆菌蛋白酶，也能直接杀死金黄色葡萄球菌。这表明 KTSPIs 参与调节免疫反应，是免疫系统的重要调节因子（Augustin R 等，2009）。

2. Kunitz 家族

Kunitz 型丝氨酸蛋白酶抑制剂是目前研究最广泛的蛋白质家族之一，主要抑制胰蛋白酶、胰凝乳蛋白酶和弹性蛋白酶样的丝氨酸蛋白酶（Ascenzi 等，2003）。在多种动植物中均有存在，而来自不同物种的 Kunitz 型丝氨酸蛋白酶抑制剂不仅在结构和功能上具有相似性，而且其一级结构具有一定的同源性（袁春华等，2003)。

3. Serpin 家族

Serpin 型丝氨酸蛋白酶抑制剂是由 Fermi 于 1894 年首次在人的血浆中发现。随后的研究发现 Serpin 型丝氨酸蛋白酶抑制剂在动物、植物和病毒中均有存在（樊静等，2003）。Serpin 型丝氨酸蛋白酶抑制剂是一类分子质量 40~50kDa 的蛋白，由 350~500 个氨基酸组成，其中 370~539 位氨基酸在 Serpin 型丝氨酸蛋白酶抑制剂家族中高度保守，且 Serpin 的 C 末端有一段可变区（Silverman 等，2001；Molnár 等，2001；Gulley 等，2013）。Serpin 型丝氨酸蛋白酶抑制剂包含 3 个 β 折叠、8~9 个 α 螺旋和一个环状结构区 RCL，其中 RCL 环状结构由 20 个氨基酸残基构成，位于 C 末端，该结构中的 P1 位点是蛋白酶抑制活性的关键位点（Wang 等，2004；Huntington 等，2000）。

4. alpha 巨球蛋白

alpha 巨球蛋白家族为大分子糖蛋白，是一类非特异性的广谱蛋白酶抑制剂（Armstrong 等，1999）。alpha 巨球蛋白存在于动物血细胞中，可以清除内源性和外源性的多种酶，对于维持机体血液和其他液体内环境的稳定具有重要作用（Armstrong 等，1999）。研究表明，alpha 巨球蛋白的抑制活性不是通过封闭蛋白酶的活性位点来实现的，而是在空间上与酶蛋白分子结合，使之隔离起来不能与底物发生作用（Sottrup-Jensen 等，1989）。机体发生炎症反应时，大量的 alpha 巨球蛋白被合成，并释放到组织中，与组织中过量的蛋白酶结合，抑制其活性，防止组织被进一步破坏（梅承芳等，2002）。此外，alpha 巨球蛋白还可以抑制侵入机体内的寄生虫和病原体释放的多种蛋白酶与毒素，减少其对宿主的破坏，增强宿主的抗病力（潘爱秀等，2014）。

三、丝氨酸蛋白酶抑制剂的产生部位

伴随 OLETF 肥胖大鼠于 30 周龄时身体脂肪百分比、体重和胰岛素水平达高峰，*Vaspin* 在 WAT 中的 mRNA 转录体亦达高峰，这在用噻唑烷二酮（TZD）药物和胰岛素治疗的 OLETF 肥胖大鼠可维持至 50 周龄。当为 6 周龄和 50 周龄时在 OLETF 肥胖大鼠的 WAT 未发现 *Vaspin* mRNA 表达，直到 18 周龄时才发现。虽然 Vaspin 的靶向蛋白酶目前尚不清，但基于人的 Vaspin 对各种组织基因表达谱的影响，包括 WATs、肝脏和骨骼肌组织的基因表达结果表明：WAT 是 Vaspin 主要的靶器官。尤其在内脏肠系膜和腹膜后的 WAT 高度表达，而在睾丸 WAT 表达较少。在非肥胖的抗糖尿病大鼠（LETO）皮下脂肪（SAT）和棕色脂肪（BAT）中未发现 *Vaspin* mRNA 表达（Hida 等，2005），并且在 OLETF 肥胖大鼠锻炼后，可抑制 Vaspin mRNA 的表达。另有研究表明，*Vaspin* mRNA 仅在 23% 的内脏脂肪中检测到，以及仅有 15% 的 SAT 表达 Vaspin。在瘦人（BMI<2）中依然未检测到 *Vaspin* mRNA 表达。多元回归分析表明：身体脂肪百分比可作为内脏脂肪（VAT）*Vaspin* mRNA 表达和胰岛素敏感预测因子以及 SAT Vaspin mRNA 表达的决定因子（Kloting 等，2006）。以 48 个人体组织的 DNA 芯片检测不同组织 *Vaspin* 基因表达，除内脏脂肪外，目前已在人的胃组织、胎盘的白色脂肪细胞、血管间质细胞、肝脏、胰腺、皮肤、鼻黏膜、心脏、骨骼肌及外周血白细胞中检测到 *Vaspin* 的表达。由于一些组织的 *Vaspin* mRNA 表达量低甚至检测不到，故可以解释为 *Vaspin* 表达检测的困难和结果的不一致性（Komer 等，2010）。

四、丝氨酸蛋白酶抑制剂的表达调控

在 20 世纪 70 年代末期，研究者们认为，Serpins 与其它蛋

白酶抑制剂不同，它与靶酶以共价酯键相结合。然而，这是通过分析 SDS-PAGE 中的变性复合物而得出的结论。后来的研究认为，天然的 Serpin/Protease 复合物是可逆的，因此二者不可能是共价结合。它不同于锁钥构型，而是与 Kunitz、Kazal 型等小分子类抑制剂相似，很可能是形成米氏复合物（Malgorzata Wilezynska 等，1995）。

目前认为 Serpin 与其靶酶的作用方式有两种（张超等，2005）："底物"途径和"自杀"途径。大部分 Serpins 是以"底物"途径与靶酶进行相互作用。在"底物"途径中，Serpins 与靶酶形成共价复合物。Serpins 结构研究表明复合物形成期间会发生构型转化（紧密型-松散型）（张超等，1984；Whisstock 等，2006；Gettins 等，2002；Whisstock 等，2000），这种构象变化对于 Serpins 对靶酶的抑制作用相当重要。酶与抑制剂先以氢键形成米氏复合物，然后再转换成亚稳态结构，然后丝氨酸蛋白酶抑制剂 P1 部位氨基酸的羧基与靶酶丝氨酸蛋白酶的羧基之间形成酯键，继而转换成脂酰基复合物，最后通过第二个复合物生成被剪切的抑制剂和仍有活性的酶。"自杀"途径为 Serpin 通过自杀性底物的作用机制与酶发生不可逆的反应。酶最初与抑制剂的剪切位点 P1-P1' 两侧的残基相互作用，形成非共价的米氏复合物，然后处于剪切位点的化学键攻击酶活性位点丝氨酸，导致酶丝氨酸及 P1 位点羧基之间形成共价酯键，并且 P1 位点被剪切（Gettins 等，2000）。在"自杀"途径中，Serpin 的剪切比较缓慢，因此在 Serpin 发生剪切之前，Serpin/Protease 复合物已经分解。

五、Vaspin 的生物学功能

1. Vaspin 与 2 型糖尿病及其慢性并发症

（1）Vaspin 与 2 型糖尿病　有研究发现糖尿病患者 Vaspin

水平升高,在 2 型糖尿病（type 2 diabetes mellitus, T2DM）中与糖化血红蛋白、血糖水平呈正相关（Blüher 等,2012）。Vaspin 通过抑制人组织型激肽释放酶活性和逆转白色脂肪组织胰岛素抵抗相关基因的表达来增加胰岛素敏感性。Vaspin 水平增高可能是机体对胰岛素抵抗（insulin resistance, IR）和糖代谢受损的一种代偿反应,是糖尿病及其慢性并发症的保护因素（Ei-Mesallamy 等,2011）。

（2）Vaspin 与 T2DM 视网膜病变　糖尿病视网膜病变（diabetic retinopathy, DR）是糖尿病的常见并发症。马彦等（2019）发现 Vaspin 在无 DR 组、对照组、增殖期 DR 组、背景期 DR 组中的表达水平依次下降,Vaspin 水平与疾病严重程度呈负相关。但国内一项单中心研究结果与此相反,该研究评估了 372 名 T2DM 患者的 Vaspin 水平与 DR、威胁视力的 DR（vision-threatening DR, VTDR）的关联,DR 和 VTDR 患者的 Vaspin 水平升高（Yang 等,2021）。Vaspin 水平每增加 1 个单位,T2DM 患者发生 DR 的概率增加 1.85 倍,发生 VTDR 的概率增加 3.76 倍。Vaspin 水平与 T2DM 患者发生 DR 和 VTDR 的风险呈正相关。

（3）Vaspin 与 T2DM 肾病　糖尿病肾病（diabetic nephropathy, DN）是糖尿病的另一种常见并发症。有研究发现,随着肾损伤的加重,DN 患者 Vaspin 水平不断升高,可能与炎症反应和氧化应激加剧有关（阮芸等,2018）。Mihanfar 等发现 DN 患者的 Vaspin 水平下降,同时一氧化氮代谢产物水平升高。Vaspin 水平降低可能是 DN 的危险因素,一氧化氮水平升高可能是其防御机制（Mihanfar 等,2018）。Karadag 等测定了不同阶段 DN 患者的 Vaspin 水平及其与炎症参数的相关性。选取 106 例成人 T2DM 患者（不合并慢性炎症性疾病）,根据 DN 阶段进行分组,发现年龄和白介素-6 是影响 Vaspin 水平的主要决定因素。Vaspin 水平在 DN 早期不会改变,在肾小球滤过率下降的患者体内表达较高，可能与肾病不同阶段炎症反应增加有关，而与肾病阶段无关（Karadag 等，2016）。

（4）Vaspin 与 T2DM 周围神经病变　糖尿病周围神经病变（diabetic peripheral neuropathy，DPN）临床表现多样，患者可出现麻木、皮肤瘙痒、针刺样疼痛等不适，严重影响生活质量。张静发现 Vaspin 是影响 DPN 的独立因素，Vaspin 水平升高与 DPN 的发生有关（张静，2011）。宁改君等也发现 Vaspin 是 DPN 发生的独立危险因素，通过分析受试者工作特征曲线，发现 Vaspin 诊断 DPN 的特异度和敏感度高，临床上可作为辅助诊断及评估 DPN 严重性的参考依据（宁改君等，2019）。由上可见，T2DM 患者合并慢性并发症时其 Vaspin 水平升高或降低未成定论。Vaspin 水平变化不仅与胰岛素抵抗有关，还与并发症的严重程度及其病理变化有关，有待进一步研究。

2. Vaspin 与 1 型糖尿病

目前有关 1 型糖尿病（type 1 diabetes mellitus，T1 DM）的数据来源于动物模型，在动物模型中关于脂肪细胞因子的行为了解甚少。Aktas 等观察了 T1 DM 大鼠的脂联素、瘦素、Vaspin 水平，发现糖尿病组 Vaspin 和脂联素水平低于对照组，瘦素水平高于对照组（Aktas 等，2020）。Li 等观察 Vaspin 对 T1 DM 心肌病大鼠心肌纤维化和心功能的影响，发现 Vaspin 治疗 8 周后，大鼠的心功能、心肌细胞凋亡情况、心肌组织形态和线粒体形态得到改善（Li 等，2019）。Vaspin 通过增强自噬和抑制炎症反应来预防 T1 DM 心肌病大鼠的心肌损伤。尚需更多的研究来解释 Vaspin 与 T1DM 的关系，该领域的新研究将为鉴定 T1 DM 的新生物标志物开辟新视野。

3. Vaspin 与冠状动脉疾病

（1）心绞痛、心肌梗死（coronary artery disease，CAD）是全球范围内引起人死亡的重要原因之一，临床分型包括心绞痛、心肌梗死等。Vaspin 起保护作用，可通过抑制泡沫细胞形成以及血管平滑肌细胞迁移和增殖来抑制动脉粥样硬化；还可通过增加胶原蛋白水平和降低斑块内巨噬细胞与血管平滑肌细胞的比例来促进斑块稳定；还可通过 PI3K/Akt 信号通路改善内皮细胞功能（Askin 等，2020；Sun 等，2015）。有研究发现 Vaspin 水平在不稳定型心绞痛患者中下降，并与疾病严重程度有关。Bozaci 等纳入了 88 例稳定型心绞痛的冠状动脉造影患者，发现 Vaspin 水平与涉及的血管数目无关，Vaspin 不是反映稳定型心绞痛患者血管病变程度的敏感指标，潜在原因可能是患者的炎症级联反应和氧化应激未发生明显变化（Bozaci 等，2020）。闫美玉等观察接受经皮冠状动脉介入治疗（percutaneous coronary intervention，PCI）的急性心肌梗死（acute myocardial infarction，AMI）患者左心室重构与白介素-6 和 Vaspin 水平的相关性，发现在左心室重构过程中，早期 AMI 患者体内白介素-6 水平升高、Vaspin 水平下降，提示在临床上发生 AMI 后应观察二者的变化，以早期干预左心室重构，进而预防心力衰竭（闫美玉等，2020）。

(2) Vaspin 与冠状动脉支架内再狭窄　PCI 是冠状动脉狭窄最重要的治疗方式。尽管引入了药物洗脱支架，但支架内再狭窄（in-stent restenosis，ISR）仍是 PCI 疗法维持长期治疗效果的局限。国内有研究发现 Vaspin 水平对 PCI 术后发生 ISR 的预测效能较好（李名鹏等，2020）。Kastl 等选取 85 例稳定型 CAD 患者，采用药物洗脱支架和 PCI 治疗，随访 8 个月，14 例患者发生 ISR，其 Vaspin 水平降低（Kastl 等，2020）。Vaspin 水平高于 1.35 $\mu g/L$ 的患者体内未观察到再狭窄，置入支架患者的 Vaspin 水平与晚期管腔丢失也存在一定相关性。PCI 置入药物洗脱支架后发生 ISR 的可能性与介入前 Vaspin 低水平相关。在 PCI 之前检测 Vaspin 水平可能有助于预测支架置入后发生 ISR 的风险。

（3）Vaspin 与主要不良心血管事件　一项为期 5 年的回顾性研究调查了 CAD 患者和非 CAD 患者 Vaspin 水平与预后的相关性，对 189 例患者随访 5 年，其中 63 例患者经历了主要不良心血管事件（major adverse cardiovascular events，MACE）。在 CAD 和非 CAD 患者中，Vaspin 水平高者左心室射血分数升高。Kaplan Meier 生存曲线表明，在整个人群和非 CAD 患者中，Vaspin 水平低的患者发生 MACE 的概率更高。多变量分析得出 Vaspin 是 MACE 的独立预测因子，尤其在非 CAD 患者中。Vaspin 可能是预测胸痛患者 MACE 的有用生物标志物（Ji 等，2020）。另一项研究发现血清 Vaspin 对预测 MACE 的发生具有较高价值，Vaspin 水平高的患者的无 MACE 生存时间较长（张元恒等，2019）。由上可见，Vaspin 参与了 CAD 发生的一系列过程，包括心绞痛、心肌梗死、预测 ISR 和 MACE 的发生，Vaspin 可作为预测 CAD 发生的相关因子。CAD 的治疗目标是对抗动脉粥样硬化和相关疾病，以维持血管健康。

（4）Vaspin 与多囊卵巢综合征　研究发现 Vaspin 水平与多囊卵巢综合征（polycystic ovary syndrome，PCOS）呈正相关，可能是由于 PCOS 患者体内脂肪组织较多。Dogan 等研究表明 PCOS 患者的 Vaspin 水平与体质量指数（body mass index，BMI）无关（Dogan 等，2020）。Franik 等评估循环中的 Vaspin 水平与营养状况（以 BMI 为基础进行评估）及 IR 之间的关联，发现体重正常以及肥胖的 PCOS 患者 Vaspin 水平均低于非 PCOS 组，体重正常以及肥胖的 PCOS 患者的 Vaspin 水平一致（Franik 等，2020）。PCOS 患者血浆 Vaspin 水平与人体测量学参数无关。非 PCOS 患者 Vaspin 水平与 BMI 呈负相关，与葡萄糖、胰岛素水平及胰岛素抵抗指数无关。Vaspin 与 PCOS 的关系及影响因素有待进一步研究。

（5）Vaspin 与肿瘤　国外一项研究发现肝癌患者的 Vaspin 水平升高（Pazgan-simon 等，2020）。与无病毒病因的肝癌患者比较，病毒性肝癌患者的血清 Vaspin 水平更高。IR 越严重的患者 Vaspin 水平更高。Vaspin 高表达可能是肝癌患者对 IR 的一种补偿机制，血清 Vaspin 高表达可能与癌症分级和肝硬化严重程度无关。结直肠癌是高度异质性的恶性肿瘤，偏最小二乘路径模型可以用于评估预后变量与疾病进展状态之间的复杂关系。Kan 等通过此模型共分析了 89 个结肠癌组织样本，发现进展型结肠癌患者的 Vaspin 水平较高，Vaspin 的高表达是结直肠癌进展的潜在指标。关于 Vaspin 与肿瘤关系的研究甚少，有待更多的研究来阐述。

综上所述，Vaspin 是一种具有多种作用的内脏脂肪因子，可改善胰岛素抵抗、延缓动脉粥样硬化和增加斑块稳定性，参与机体的氧化应激反应和炎症反应等。与 Vaspin 相关的疾病较多，有些研究结果不一致，在某些特定疾病状态下的具体机制尚不明确，可能与研究的样本量、种族等有关，仍需多种族、多中心、大样本研究来进一步验证，具体机制有待进一步阐明（武艳丽等，2021）。

六、Vaspin 多态性研究

在针对 PCOS 组 200 例患者的研究中，$Vaspin$ 基因 rs2236242 位点 81 例（40.5%）为野生型 TT，102 例（51.0%）为杂合子 TA，17 例（8.5%）为纯合子 AA。对照组 200 例正常者中，51 例（25.5%）为野生型 TT，126 例（63.0%）为杂合子 TA，23 例（11.5%）为纯合子 AA。共显性遗传模型分析显示，TA 基因型（OR=0.51，95%CI：0.33~0.79，P=0.002）和 AA 基因型（OR=0.47，95%CI：0.23~0.95，P=0.035）者的 PCOS 的发生风险低于 TT 基因型者，差异均有统计学意义。显性遗传模型分析显示，$TA+AA$ 基因型者的 PCOS 发病风险低于 TT 基因型者，差异有统计学意义（OR=0.50，95%CI：0.33~0.77，P=0.001）。隐性遗传模型分析显示，基因型 AA 与 $TT+TA$ 频率比

较，差异无统计学意义（OR＝0.71，95％CI：0.37～1.38，P＝0.317）。与 T 等位基因比较，PCOS 组 A 等位基因频率降低，差异有统计学意义（OR＝0.68，95％CI：0.51～0.91，P＝0.009）（柴义青等，2015）。以上结果提示 AA、TA 基因型可能对 PCOS 发病有保护作用。$Vaspin$ 基因多态性在 PCOS 发病过程中的具体机制尚不明确，可能与其多态性引起基因表达变化和蛋白功能的改变有关。

参考文献

[1] Aktas H, Pence H H, Özcelik F, et al. VASPIN, ADIPONECTIN AND LEPTIN LEVELS IN TYPE 1 DIABETIC RATS INDUCED BY STREPTOZOTOCIN [J]. Acta endocrinol (Buchar), 2020, 16 (2): 136-141.

[2] Almawi WY, Al-Shaikh F S, Melemedjian OK, et al. Protein Z, an anticoagulant protein with expanding role in reproductive biology [J]. Reproduction, 2013, 146 (2): R73-R80.

[3] Armstrong P B, Quigley J P. α 2-macroglobulin: an evolutionarily conserved arm of the innate immune system [J]. Developmental & Comparative Immunology, 1999, 23 (4): 375-390.

[4] Ascenzi P, Bocedi A, Bolognesi M, et al. The bovine basic pancreatic trypsin inhibitor (Kunitz inhibitor): a milestone protein [J]. Current Protein and Peptide Science, 2003, 4 (3): 231-251.

[5] Askin L, Tanriverdi O, Tibilli H, et al. Associations between Vaspin Levels and Coronary Artery Disease [J]. Cardiovasc Innov Appl, 2020, 4 (3): 211-216.

[6] Augustin R, Siebert S, Bosch TCG. Identification of a kazal-type serine protease inhibitor with potent anti-staphylococcal activity as part of Hydra's innate immune system [J]. Developmental & comparative immunology, 2009, 33 (7): 830-837.

[7] Bhattacharyya C R. Babu Exploring the protease mediated conformmi-

onal stability in a trypsin inhibitor from Archidendron eilipticum seeds [J]. Plant Physiology and Biochemistry. 2006,(44): 637-644.

[8] Bilüher M. Vaspin in obesity and diabetes: pathophysiological and clinical significance [J]. Endocrine, 2012, 41 (2): 176-182.

[9] Bornhorst J A, Greene D N, Ashwood E R, et al. α1-Antitrypsin phenotypes and associated serum protein concentrations in a large clinical population [J]. Chest, 2013, 143 (4): 1000-1008.

[10] Bork K, Davis-Lorton M. Overview of hereditary angioedema caused by C1-inhibitor deficiency: assessment and clinical management [J]. Eur Ann Allergy Clin Immunol, 2013, 45 (1): 7-16.

[11] Bozaci I, Özkan O, Özkana A, et al. The Relationship Between Serum Vaspin Levels and the Degree of Coronary Involvement in Patients with Stable Angina Pectoris [J]. Med Bull Haseki, 2020, 58 (2): 176-182.

[12] Cao D, Zhang Q, Wu LS, et al. Prognostic significance of maspin in pancreatic ductal adenocarcinoma: tissue microarray analysis of 223 surgically resected cases [J]. Mod Pathol, 2007, 20 (5): 570-578.

[13] Carrell R W, Lomas D A. Conformational disease [J]. Lancet, 1997, 350 (9071): 134-138.

[14] Cerenius L, Liu H, Zhang Y, et al. High sequence variability among hemocyte-specific Kazal-type proteinase inhibitors in decapod crustaceans [J]. Developmental & Comparative Immunology, 2010, 34 (1): 69-75.

[15] 柴义青, 刘洁. Vaspin基因多态性与多囊卵巢综合征的相关性 [J]. 国际妇产科学杂志, 2015, 42 (6): 651-653.

[16] Corral J, Gonzalez-Conejero R, Soria J M, et al. A nonsense polymorphism in the protein Z-dependent protease inhibitor increases the risk for venous thrombosis [J]. Blood, 2006, 108 (1): 177-183.

[17] Dogan K, Helvacioglu C, Baghaki S, et al. Comparison of body mass index and metabolic parameters with serum vaspin levels in women with polycystic ovary syndrome [J]. Diabetes Metab Syndr, 2020, 14 (2): 137-139.

[18] Egelund R, Rodenburg K, Andreasen P, et al. An ester bond linking a fragmen of a serine proteinase to its Serpin inhibitor. Biochemistry 1998, 37 (18): 6375-9.

[19] Ei-mesallamy H O, Kassemd H, Ei-demerdash E, et al. Vaspin and visfatin/Nampt are interesting interrelated adipokines playing a role in the pathogenesis of type 2 diabetes mellitus [J]. Metabolism, 2011, 60 (1): 63-70.

[20] Franik G, Plinta R, Madej P, et al. Circulating Vaspin Levels and Nutritional Status and Insulin Resistance in Polycystic Ovary Syndrome [J]. Ginekol Pol, 2020, 91 (5): 251-255.

[21] Friedrich T, Kröger B, Bialojan S, et al. A Kazal-type inhibitor with thrombin specificity from Rhodnius prolixus [J]. Journal of Biological Chemistry, 1993, 268 (22): 16216-16222.

[22] GAO J H, ZENG M Y, YU X H, et al. Visceral adipose tissue-derived serine protease inhibitor accelerates cholesterol efflux by up-regulating ABCA1 expression via the NF-κB/miR-33a pathway in THP-1 macropahge-derived foam cells [J]. Biochem Biophys Res Commun, 2018, 500 (2): 318-324.

[23] Gettins E G. W. Keeping the Serpin machine running smoothly [J]. Genome Research, 2000, 10: 1833-1835.

[24] Gettins P. Serpin structure, mechanism, and function [J]. Chem Rev, 2002, 102 (12): 4751-804.

[25] Gooptu B, Hazes B, Chang W S, et al. Inactive conformation of the serpin alpha (1)-antichymotrypsin indicates two-stage insertion of the reactive loop: implications for inhibitory function and conformational disease [J]. Proc Natl Acad Sci U S A, 2000, 97 (1): 67-72.

[26] Gulley M M, Zhang X, Michel K. The roles of serpins in mosquito immunology and physiology [J]. Journal of insect physiology, 2013, 59 (2): 138-147.

[27] Han M H, Hwang S I, Roy D B, et al. Proteomic analysis of active multiple sclerosis lesions reveals therapeutic targets [J]. Nature, 2008, 451 (7182): 1076-1081.

[28] HAN J, ZHANG H, MIN G, et al. A novel Drosophila serpin that inhibits serine proteases [J]. FEBS Lett, 2000, 468 (2-3): 194-198.

[29] Hida K, Wada J, Zhang H, et al. Identification of genes specifically expressed in the accumulated visceral adipose tissue of O-LETF rats [J]. J Lipid Res, 2000, 41 (10): 1615-1622.

[30] Hida K, Wada J, Eguchi J, et al. Visceral adipose tissue-derived serine protease inhibitor: a unique insulin-sensitizing adipocytokine in obesity [J]. PNAs, 2005, 102 (30): 10610-5.

[31] Homan E P, Rauch F, Grafe I, et al. Mutations in SERPINF1 cause osteogenesis imperfecta type VI [J]. J Bone Miner Res, 2011, 26 (12): 2798-2803.

[32] Huntington J A, Read R J, Carrell R W. Structure of a serpin-protease complex shows inhibition by deformation [J]. Nature, 2000, 407 (6806): 923-926.

[33] Irving J A, Askew D J, Whisstock J C. Computational analysis of evolution and conservation in a protein superfamily [J]. Methods, 2004, 32 (2): 73-92.

[34] Irving J A, Pike R N, Lesk A M, et al. Phylogeny of the serpin superfamily: implications of patterns of amino acid conservation for structure and function [J]. Genome Res, 2000, 10 (12): 1845-1864.

[35] Ji S Y, Kou W X, Luan P P, et al. Plasma vaspin is an effective biomarker for evaluation of future cardiovascular events in patients with chest pain: a 5-year retrospective observational study [J]. Ann Transl Med, 2020, 8 (7): 479.

[36] JIANG H, WANG Y, YU X, et al. Prophenoloxidase-activating proteinase-3 (PAP-3) from Manduca sexta hemolymph: a clip-domain serine proteinase regulated by serpin-1J and serine proteinase homologs [J]. Insect Biochem Mol Biol, 2003, 33 (10): 1049-1060.

[37] JOPE R S, YUSKAITIS C J, BEUREL E. Glycogen synthase ki-

nase-3（GSK3）: inflammation, diseases, and therapeutics [J]. Neurochem Res, 2007, 32 (4-5): 577-595.

[38] JUNG C H, LEE W J, HWANG J Y, et al. Vaspin protects vascular endothelial cells against free fatty acid-induced apoptosis through a phosphatidylinositol 3-kinase/Akt pathway [J]. Biochem Biophys Res Commun, 2011, 413 (2): 264-269.

[39] Karadag S, Sakci E, Uzun S, et al. The correlation of inflammatory markers and plasma vaspin levels in patients with diabetic nephropathy [J]. Ren Fail, 2016, 38 (7): 1044-1049.

[40] Kastl S P, Katasros K M, Krychtiuk K A, et al. The adipokine vaspin is associated with decreased coronary in-stent restenosis in vivo and inhibits migration of human coronary smooth muscle cells in vitro [J]. PLoS One, 2020, 15 (5): e0232483.

[41] Kloting N, Berndt J, Kralisch S, et al. Vaspin gene expression in human adipose tissue: association with obesity and type 2 diabetes [J]. Biochem Biophys Res Commun, 2006; 339: 430-6.

[42] Komer A, Neef M, Friebe D, et al. Vispin is related to gender, puberty and deteriorating insulin sensitivity in children [J]. Int J Obes, 2010, 35 (4): 578-86.

[43] LI H, PENG W, ZHUANG J, et al. Vaspin attenuates high glucose-induced vascular smooth muscle cells proliferation and chemokines is by inhibiting the MAPK, PI3K/Akt, and NF-κB signaling pathways [J]. Atherosclerosis, 2013, 228 (1): 61-68.

[44] Li X L, Ke X, Li Z Y, et al. Vaspin prevents myocardial injury in rats model of diabetic cardiomyopathy by enhancing autophagy and inhibiting inflammation [J]. Biochem Biophys Res Commun, 2019, 514 (1): 1-8.

[45] 李名鹏,王仲华,钟丹丹,等.冠心病患者PCI术前血清LOX-1、Vaspin水平变化及其对病变冠状动脉术后再狭窄的预测效能[J].山东医药,2020,60(6):65-68.

[46] LIGOXYGAKIS P, PELTE N, JI C, et al. A serpin mutant links Toll activation to melanization in the host defence of Drosophila [J].

EMBO J, 2002, 21 (23): 6330-6337.

[47] LIU S, DONG Y, WANG T, et al. Vaspin inhibited proinflammatory cytokine induced activation of nuclear factor-kappa B and its downstream molecules in human endothelial EA. hy926 cells [J]. Diabetes Res Clin Pract, 2014, 103 (3): 482-488.

[48] Loebermann H, Tokuoka R, Deisenhofer J, Huber R. Human alpha 1-proteinase inhibitor. Crystal structure analysis of two crystal modifications, molecular model and preliminary analysis of the implications for function [J]. Z Bi01, 1984, 1 77 (3): 531-57.

[49] Malgorzata Wilezynska, Ming Fa, Per-lngvar Ohlsson, et al. The inhibition mechanism of Serpins [J]. 1995, 270 (50): 29652-29655.

[50] 马彦, 孙亚东, 林永丽, 等. 血清 vaspin 水平与 2 型糖尿病视网膜病变的相关性 [J]. 中国老年学杂志, 2019, 39 (15): 3641-3643.

[51] Mihanfar A, Rahamati-yamchi M, Mota A, et al. Serum Levels of Vaspin and Its Correlation with Nitric Oxide in Type 2 Diabetic Patients with Nephropathy [J]. Curr Diabetes Rev, 2018, 14 (2): 162-167.

[52] Neurath H. Proteolytic enzymes, past and future [J]. Proceedings of the National Academy of Sciences, 1999, 96 (20): 10962-10963.

[53] 宁改君, 史丽, 邓文娟, 等. 血清 Vaspin 与 2 型糖尿病周围神经病变及其严重程度相关性 [J]. 临床误诊误治, 2019, 32 (6): 67-71.

[54] Paterson M A, Hosking P S, Coughlin P B. Expression of the serpin centerin defines a germinal center phenotype in B-cell lymphomas [J]. Am J Clin Pathol, 2008, 130 (1): 117-126.

[55] Pazgan-simon M, Kukla M, Zuwala-jagiello J, et al. Serum visfatin and vaspin levels in hepatocellular carcinoma (HCC) [J]. PLoS One, 2020, 15 (1): e0227459.

[56] QI D, WANG D, ZHANG C, et al. Vaspin protects against LPS-induced ARDS by inhibiting inflammation, apoptosis and re-active oxygen species generation in pulmonary endothelial cells via the Akt/GSK-3β pathway [J]. Int J Mol Med, 2017, 40 (6): 1803-1817.

[57] ROY A, SRIVASTAVA M, SAQIB U, et al. Potential therapeutic

targets for inflammation in toll-like receptor 4 (TLR4)-mediated signaling pathways [J]. Int Immunopharmacol, 2016, 40: 79-89.

[58] 阮芸, 姚佳琦, 张珍瑛, 等. 糖尿病肾病患者血清 Leptin、Vaspin 含量与肾功能、氧化应激及炎症反应的相关性 [J]. 海南医学院学报, 2018, 24 (17): 1562-1566.

[59] Sabina J, Tobias W. Augmentation therapy with alpha1-antitrypsin: novel perspectives [J]. Cardiovasc Hematol Disord Drug Targets, 2013, 13 (2): 90-98.

[60] SCHERFER C, TANG H, KAMBRIS Z, et al. Drosophila Serpin-28Dregulates hemolymph phenoloxidase activity and adult pigmentation [J]. Dev Biol, 2008, 323 (2): 189-196.

[61] Silverman GA, Bird P I, Carrell RW, et al. The serpins are an expanding superfamily of structurally similar but funtionally diverse proteins: Evolution, mechanism of inhibition, novel functions, and a revised nomenclature [J]. Journal of Biological Chemistry, 2001.

[62] Sottrup-Jensen L. Alpha-macroglobulins: structure, shape, and mechanism of proteinase complex formation [J]. J Biol Chem, 1989, 264 (20): 11539-11542.

[63] Sun N, Wang H, Wang L. Vaspin alleviates dysfunction of endothelial progenitor cells induced by high glucose via PI3K/Akt/eNOS pathway [J]. Int J Clin Exp Pathol, 2015, 8 (1): 482-489.

[64] TONG Y, KANOST M R. Manduca sexta serpin-4 and serpin-5 inhibit the prophenol oxidase activation pathway: cDNA cloning, protein expression, and characterization [J]. J Biol Chem, 2005, 280 (15): 14923-14931.

[65] Torpy D J, Bachmann A W, Gartside M, et al. Association between chronic fatigue syndrome and the corticosteroid-binding globulin gene ALA SER224 polymorphism [J]. Endocr Res, 2004, 30 (3): 417-429.

[66] Turk V, Bode W. The cystatins: protein inhibitors of cysteine proteinases [J]. FEBS letters, 1991, 285 (2): 213-219.

[67] Van de Locht A, Lamba D, Bauer M, et al. Two heads are better

than one: crystal structure of the insect derived double domain Kazal inhibitor rhodniin in complex with thrombin [J]. The EMBO journal, 1995, 14 (21): 5149.

[68] Vecchi M, Confalonieri S, Nuciforo P, et al. Breast cancer metastases are molecularly distinct from their primary tumors [J]. Oncogene, 2008, 27 (15): 2148-2158.

[69] Vidalino L, Doria A, Quarta S, et al. SERPINB3, apoptosis and autoimmunity [J]. Autoimmun Rev, 2009, 9 (2): 108-112.

[70] WANG S, SU X, XU L, et al. Glycogen synthase kinase-3β inhibition alleviates activation of the NLRP3 inflammasome in myocardial infarction [J]. J Mol Cell Cardiol, 2020, 149: 82-94.

[71] Whisstock J, Bottomley S. Molecular gymnastics: Serpin structure, folding and misfolding [J]. Curr Opin Struct Biol, 2006, 16 (6): 761-8.

[72] Whisstock J C, Skinner R, Carrell R W, et al. Conformational changes in Serpins: I. The native and cleaved conformations of alpha-antitrypsin [J]. J Mol Biol, 2000, 296 (2): 685-99.

[73] Whisstoek J C, Silverman G A, Bird P I, et al. Serpins flex their muscle: II. Structural insights into target peptidase recognition, polymerization, and transport functions [J]. J Biol Chem, 2010. 285 (32): 24307-24312.

[74] 武艳丽, 杨永歆. 内脏脂肪型丝氨酸蛋白酶抑制剂与临床疾病关系的研究进展 [J]. 2021, 30 (20): 3840-3842.

[75] 闫美玉, 刘奇良, 蒋玉美, 等. 血清vaspin、IL-6水平对急性心肌梗死后左室重构的评估价值 [J]. 现代生物医学进展, 2020, 20 (10): 1858-1863.

[76] Yang H W, Huang Y G, Gai C L, et al. Serum vaspin levels are positively associated with diabetic retinopathy in patients with type 2 diabetes mellitus [J]. J Diabetes Investig, 2021, 12 (4): 566-573.

[77] Yang Y, Ma W, Ma H, et al. The spatiotemporal expression and localization implicates a potential role for SerpinB11 in the process of mouse spermatogenesis and apoptosis [J]. J Immunoassay Immuno-

chem, 2015, 36 (2): 170-181.

[78] YUAN L, DAI X, FU H, et al. Vaspin protects rats against myocardial ischemia/reperfusion injury (MIRI) through the TLR4/NF-κB signaling pathway [J]. Eur J Pharmacol, 2018, 835: 132-139.

[79] 张静. Vaspin、脂联素、瘦素与糖尿病周围神经病变相关性的研究 [D]. 济南：山东大学, 2011.

[80] 张远恒, 陈绪江. 血清 vaspin 预测 AMI 患者 PCI 术后不良心脏事件的价值分析 [J]. 西南国防医药, 2019, 29 (11): 1110-1113.

[81] ZHU Y, WANG Y, GORMAN M J, et al. Manduca sexta serpin-3 regulates prophenoloxidase activation in response to infection by inhibiting prophenoloxidase-activating proteinases [J]. J Biol Chem, 2003, 278 (47): 46556-46564.

[82] ZHU X, JIANG Y, SHAN P F, et al. Vaspin attenuates the apoptosis of human osteoblasts through ERK signaling pathway [J]. Amino acids, 2013, 44 (3): 961-968.